800大卡間歇性斷食
✕
低碳地中海飲食

遠離脂肪與慢性病糾纏的卡路里斷捨離天然快速減重法，
130道低卡料理自由配

克萊爾·貝利 醫師（Dr. Clare Bailey）

賈斯汀·帕蒂森（Justine Pattison）著

常常生活文創

800 大卡間歇性斷食 × 低碳地中海飲食

遠離脂肪與慢性病糾纏的卡路里斷捨離天然快速減重法，130 道低卡料理自由配

The Fast 800 Recipe Book:
Low-carb, Mediterranean style recipes for intermittent fasting and long-term health

作　　　者／克萊爾・貝利 醫師（DR CLARE BAILEY）
　　　　　　賈斯汀・帕蒂森（JUSTINE PATTISON）
譯　　　者／謝孟宗
責任編輯／趙芷淳
封面設計／黃舒曼
內頁排版／張靜怡

發 行 人／許彩雪
總 編 輯／林志恆
行銷企畫／李惠瑜
出 版 者／常常生活文創股份有限公司
地　　　址／106 台北市大安區信義路二段 130 號

讀者服務專線／(02) 2325-2332
讀者服務傳真／(02) 2325-2252
讀者服務信箱／goodfood@taster.com.tw
讀者服務專頁／http://www.goodfoodlife.com.tw/

法律顧問／浩宇法律事務所
總 經 銷／大和圖書有限公司
電　　　話／(02) 8990-2588（代表號）
傳　　　真／(02) 2290-1628

製版印刷／龍岡數位文化股份有限公司
初版一刷／2020 年 11 月
定　　　價／新台幣 450 元
ＩＳＢＮ／978-986-99071-2-5

國家圖書館出版品預行編目 (CIP) 資料

800 大卡間歇性斷食 × 低碳地中海飲食：遠離脂肪
與慢性病糾纏的卡路里斷捨離天然快速減重法，
130 道低卡料理自由配／克萊爾・貝利（Clare
Bailey）、賈斯汀・帕蒂森（Justine Pattison）著；
謝孟宗譯 . -- 初版 . -- 臺北市：常常生活文創，
2020.11
　　面；　　公分 .
譯自：The fast 800 recipe book: low-carb,
mediterranean style recipes for intermittent
fasting and long-term health.
ISBN 978-986-99071-2-5（平裝）

1. 斷食療法　2. 健康飲食　3. 減重　4. 食譜

411.94　　　　　　　　　　　　　　109016209

FB｜常常好食　　網站｜食醫行市集

本書包含的資訊僅供一般參考，原旨並非且不應作為醫療建議。針對任何需要醫學監督的特定健康需求，出版商
和作者概不負責。若您有潛在的健康問題，或對書中的建議有任何疑問，應聯繫具有資格的醫療、飲食或其他合
適專業人員。

目錄

食譜總表

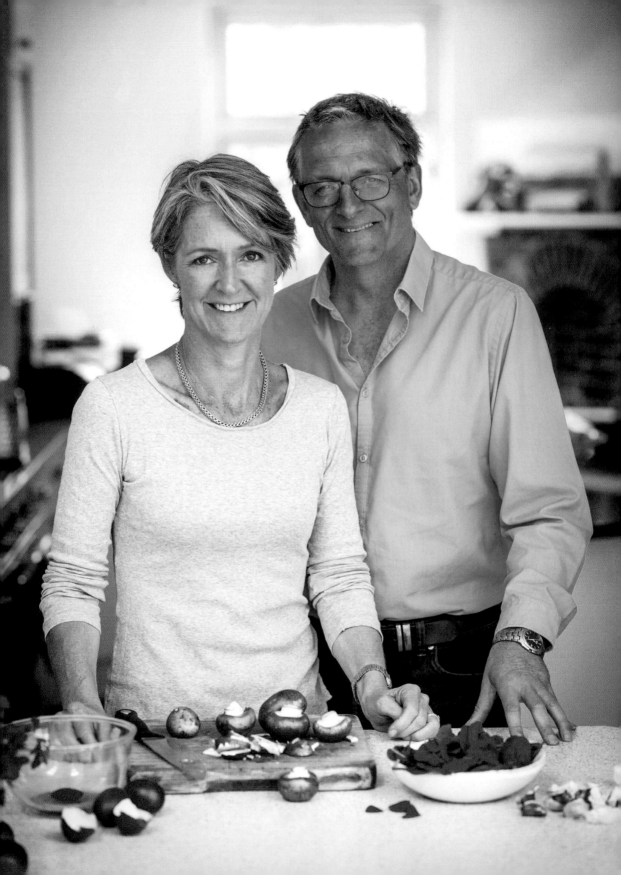

推薦序

2012 年，多虧了不定期抽血檢查，我才發現自己罹患第二型糖尿病。我沒有立即服藥，反而研究起間歇性斷食的好處，並開始執行所謂的「5：2飲食法」（The 5：2 Diet），每週兩天減少熱量攝取，其餘五天正常飲食。我瘦了九公斤，血糖指數也恢復正常。

從那時開始，人們對於快速減重的認知有了重大變革。事實上，就連曾經將5：2飲食法形容成「趕時髦」的英國國民健保署「選擇」（NHS Choices）網站都改口表示：「每週兩天堅持同一種飲食法較七天來得容易持之以恆與順利減重。每週兩天控制飲食可大幅減少體脂肪、胰島素阻抗及其他慢性疾病。」

根據最新的科學研究，近期我寫了一本新書《800大卡斷食》（The Fast 800），將所學到最簡單、有效且不復胖的減重方法統整。調整原先的5：2飲食法，將斷食日建議攝取的熱量提升至800大卡，足以讓身體吸收所需營養素又不挨餓。另外介紹一種快速減重的方法——每天攝取800大卡，供初期使用，對健康好處良多。如同以往出版的書籍，《800大卡斷食》裡的食譜全出自於我太太克萊爾．貝利醫師（Dr. Clare Bailey）。

《800大卡斷食》很快就暢銷全球，大量的讀者隨即要求我們出版其食譜書。於是，克萊爾聯手知名大廚暨健康飲食食譜作家賈斯汀．帕蒂森（Justine Pattison）合著本書。書中的菜色我嘗過，保證好吃又飽足！

話說回來，為什麼日常飲食該遵循800大卡斷食法？主要的好處之一是：快速甩油——非常令人心動。不同於我們常聽到的，快速減重不等於會快速復胖。

近期，麥克．李恩（Mike Lean）和洛伊．泰勒（Roy Taylor）兩位教授進行了一項名為「糖尿病緩解臨床試驗」（Diabetes Remission Clinical Trial，DIRECT）的驚人研究：隨機指派第二型糖尿病患者採取800大卡飲食法，其減重與避免復胖的成效皆遠高於穩定飲食的患者。800大卡實驗組平均減去十公斤，並長達一年未復胖；對照組僅減去一公斤。此外，有將近一半採用800大卡飲食法的患者，其糖尿病症得到緩解（未用藥的情況血糖值恢復正常）；對照組僅有4%。

兩年後追蹤這些患者得到的成果更加驚人。實驗組雖然有復胖的案例，大多數糖尿病得到緩解的患者仍維持緩解狀態。與對照組相比，除了身材較苗條、血糖、膽固醇與血壓指數較低、服用的藥物減少許多，心臟病發或罹患癌症等嚴重副作用也相對較少。

李恩教授跟我說：「長年來我們都告訴第二型糖尿病患者要服藥，別太擔心。如今是時候坦白告訴他們糖尿病是很嚴重的疾病，會引發糟糕的併發症，尤其在四、五十歲發病時。好消息是，只要救助得當，許多病患仍可以擺脫糖尿病。」

誠摯盼望大家會喜歡這本書——冶藝術與科學於一爐。

引言

飲食和醫學是我人生中兩大愛好。我的雙親都是醫師，母親更是廚師兼兒童心理醫師。她教會了我多方嘗試食物與融合風味的樂趣，並堅信好的食物對心理健康有極大影響。

我追隨母親的腳步行醫，在倫敦皇家慈善醫院受訓，並在那裡結識了我的先生——麥克·莫斯里。真沒想到，他後來跑去主持電視節目，成了健康議題名嘴！

更讓我意外的是，回想當年在醫學院及普通科受訓的日子，關於飲食與運動是如何影響健康的知識，我們竟然所學無幾。儘管我們曉得「生活型態」很重要，但經常只是依照訓練開藥，並且增加劑量。

最初在 1980 年代取得執業資格時，醫界給予病患的標準建議無疑是採行「低脂飲食」。似乎沒人在乎低脂飲食反而導致病患攝入更多糖與澱粉等多半經由高度加工的碳水化合物。畢竟，每個人都「知道」唯有攝取脂肪才會增加脂肪。如今我們明白，當年的建議不僅沒有幫助，甚至是錯誤的。攝入脂肪未必會使人發胖；緊守著低脂飲食卻可能錯失益於健康的天然脂肪，其不僅可增添食物風味、延長飽足感，還可以提供重要營養素與維生素。

麥克在得知罹患第二型糖尿病後，才恍如大夢初醒。他藉由 5：2 斷食法減去不少體重並得以逆轉病症。自此，我們便一頭栽入「飲食之於健康的影響」這門新科學。過去七年內的創新研究，使我們在最佳減重法的理解上有重大突破，針對預防及緩解糖尿病也有足以改變人生的進展。

最近我參與牛津大學的一項研究稱作「第二型糖尿病飲食管控法」（The Dietary Approaches to the Management of Type 2 Diabetes，DIAMOND）。讓患有第二型糖尿病的受試者採用低碳飲食，連續八週每天攝取 800 大卡熱量，並維持體重達四週。成效看起來大有可期，且清楚傳遞以下訊息：透過低熱量飲食或間歇性斷食達到快速減重，可改善甚至逆轉第二型糖尿病。

在《800 大卡斷食》中，麥克整合所有最新研究，提供一套極具彈性且容易執行的計畫，不僅適用於糖尿病和糖尿病前期患者，還包含任何想減重與避免復胖的人士。本食譜書目的在於協助讀者能依各自需求或目標，將此飲食計畫付諸實行，無論你是想要大幅減重、藉由減重改善病況、想稍微減重並追求彈性的間歇性斷食法，又或者單純維持斷食生活以達到長期益處。

很高興，能和專業廚師兼飲食作家賈斯汀·帕蒂森合著本書。我們依循低碳地中海的飲食原則，聯手設計一套美味食譜。這些菜色經由調整，幫助腸道微生物

更有效率的運作，並生成各種物質以促進健康福祉甚至改善情緒。

書中有許多計算熱量的菜色供 800 大卡斷食日食用，同時提供將這些餐點應用於非斷食日的訣竅。此外，還能找到多種代餐果昔的做法，這是因為許多針對快速減重的研究皆使用果昔，加上眾多讀者詢問能否將果昔納入斷食計畫。

身為普通科醫師，一路走來有無比的成就感，也相當興奮。每當和患者分享能如何改善飲食及生活型態時，總算有種為他們打開一扇門的感覺。同時，國際間竄起對間歇性斷食的興趣與實踐，帶動了全球數以千計的民眾改善其生活及日後健康。

許多患者告訴我，他們就愛 800 大卡斷食的彈性，尤其結合了更容易執行的斷食日和低碳地中海式飲食。這是他們頭一次能持續遵循特定飲食法，更沒想到不再成天覺得肚子餓。

誠摯希望你會喜歡書中的食譜，在享受食物與兼具飽足感的同時也能幫助減重。重新掌控自身健康的關鍵便是尋求減重不復胖的永續之道。

克萊爾‧貝利 醫師

帕蒂森小語

接到克萊爾的電話要我幫忙整理食譜出書，讓我相當興奮。我有創作減重和健康食譜的經驗；克萊爾和麥克擁有醫學背景及飲食如何影響健康的知識，這樣的搭配真是天作之合。

為了瞭解 800 大卡斷食法是否可行，我親自進行測試。起初幾週大吃富含澱粉類的碳水化合物食品，接著連續四週採用 800 大卡斷食法，每天攝取約 800 大卡熱量。很快地，我瘦了 5 公斤且體力突飛猛進。雖然工作滿檔，皮膚仍保有光澤，人也神采奕奕，這段經驗使我更清楚如何制訂食譜。

克萊爾和我創作了符合日常生活的食譜：做法簡單、取材方便，且十分美味！每道食譜都在我的實驗廚房試做過。你可以從中找到各種菜色，以及許多附加的訣竅和想法，提供搭配建議、如何將剩食物盡其用，以及非斷食日吃什麼。

本書附有實用的餐點規劃，值得一試：兩週 800 大卡每日三餐菜單；和兩週 800 大卡每日兩餐菜單，提供「限時進食法」（Time Restricted Eating，TRE）使用。若喜歡無肉料理，另有獨立的蔬食餐點規劃。

很開心能和克萊爾合著本書，希望讀者會和我們一樣享受所有的菜餚。

什麼是 800 大卡斷食？

此飲食法的設計盡可能彈性，同時包含最佳的科學建議。所有餐點皆遵循低碳地中海式飲食，至於如何調控攝取 800 大卡則全由你做主。

多數人會選擇一開始全力衝刺，連續至少兩週每天僅攝取 800 大卡熱量；接著轉成新式 5：2 斷食法，每週兩天減少熱量攝取，其餘時間正常享用健康的地中海飲食，少量攝取碳水化合物並控制食物份量。然而你可以依需求調整，若是被衝刺型的規劃嚇到，不妨從一而終採用新式 5：2 斷食法，這樣仍能減重，只是無法立竿見影。

如同麥克在書中提到，你也可以搭配一種相當新穎的間歇性斷食法叫作「限時進食法」：縮短每天攝取熱量的時段，通常在 8-12 小時內。如此便能延長跨夜斷食的時間（亦即睡眠與未進食），讓身體有機會燃燒脂肪與進行必要修補（詳見對頁）。

一如任何飲食法，「800 大卡斷食」未必人人都適合。執行前請先諮詢專業醫療人士（注意事項及不適用對象請見頁 12）。

地中海飲食大改造

地中海飲食攝取的碳水化合物「頗低」，但並非嚴禁一切含碳食物。然而，的確得少吃含糖食物，能不吃最好。此外也得減少攝取含碳的澱粉類食物，如白麵包、白義大利麵、米飯、馬鈴薯和多數早餐食用的麥片，這些都容易在體內轉化成糖。

地中海飲食的通則是遠離加工食品，傾向食用以傳統方式烹調的食物 —— 然而，現代人時間緊迫，我們盡可能將食譜保持簡單。

比起低脂飲食，地中海飲食的好處是可以盡情享用橄欖油、酪梨、全脂乳製品、堅果、種籽和肥美的魚肉 —— 各種使料理美味又飽足的食材，同時納入大量蔬菜、水果、全穀物、豆類與扁豆，以提供纖維攝取。

第一階段

以「800 大卡斷食」迅速減重

如果可以，我們建議由這個密集階段開始。連續至少兩週每日攝取 800 大卡熱量，以啟動減重流程與強健代謝系統。每日攝取 800 大卡，熱量夠低而足以誘發輕微酮症，與燃燒脂肪息息相關；同時，此數值也足以確保身體獲得所需營養素。

兩週後，先暫停並檢視成效。若感覺良好、體重減輕且執行起來不困難，便可以繼續，至達成目標或至多十二週為止。

快速減重能使人充滿動力，特別有助於需大幅減重、呈中廣體態（腹部囤積過多脂肪）或高血糖人士。

有些人認為這個階段以果昔代替部份餐點很有幫助，食譜請見頁 50-53，亦可瀏覽 thefast800.com，裡面有我們依地中海飲食原則開發出來的代餐果昔以填飽肚子。

第二階段

採用「新式 5：2 斷食」的間歇性斷食

當你即將達標，或待減體重所剩不多的時候，可改用新式 5：2 斷食法。這大概是能減重不復胖最簡單又有效的方式之一。傳統的 5：2 斷食法每日僅攝取 500-600 大卡的熱量，現在我們建議斷食日堅守 800 大卡上限；非斷食日仍遵循地中海飲食，無需計算熱量，但得控制份量。

第三階段

低碳地中海飲食與維持計畫

當你達成目標並喜歡上地中海飲食，代表已漸入佳境，進入維持體重的階段。堅持大原則並善用我們提供的非斷食日與斷食日食譜，日後的飲食規劃就定下來了。可以偶爾犒賞自己，但盡量攝取低糖與低澱粉類的碳水化合物，避免糖分悄悄累積或體重回升。可小放鬆，莫要大放縱！若某天體重增加，或新買的衣服變緊，你曉得該怎麼做⋯⋯

搭配「限時進食法」
（Time Restricted Eating，TRE）

「限時進食法」能提升「800 大卡斷食」效益。每天晚上八點後不再進食至隔日早上八點，便是 12 小時斷食（12：12 斷食）。從這裡開始，再慢慢提升到 14 小時斷食（進食時間為 10 小時，14：10 斷食）。許多人認為縮短進食時間，能使斷食日更容易執行，不過，在非斷食日縮短進食時間也是個好習慣。詳見頁 246-247 的每日兩餐餐食規劃。

800 大卡斷食法的好處

多項研究充分顯示，採用低碳地中海飲食維持正常體重，對健康有長久益處。人們遵循 800 大卡斷食有幾大類原因：

● 快速甩油

如同麥克所言，800 大卡斷食和 5：2 斷食的一大好處便是迅速與持久減重，且不會像我們常聽到的那樣快速復胖。

● 強身健體，幸福延年

有助於促進健康與增強體力。近期有份研究將採用 5：2 間歇性斷食法和標準飲食的受試者比對，發現吃完油膩大餐後，採間歇性斷食法的受試者其清除血脂的效率高很多。過重或是肥胖同樣會增加罹患乳癌或大腸癌等常見癌症的風險。脂肪過多，特別是腸道周圍，會向身體其他部位釋出訊號，加速細胞分裂，去除腹部脂肪便是對付這種情況的好方法。

● 代謝因素

如改善血糖、預防及逆轉糖尿病、降低血壓、改善膽固醇及血脂狀況、逆轉非酒精性脂肪肝疾病（NAFLD）、降低冠狀動脈心臟疾病及中風風險、降低失智症（又稱「第三型糖尿病」）風險、逆轉多囊性卵巢症候群（PCOS）、提高過胖患者懷孕機率、降低孕期糖尿病風險。

● 提振腦力

遵循 800 大卡斷食法的人們表示，減少糖和澱粉類食物的攝取並進入輕微酮症後，不但體力變好，思緒也更清晰。越來越多研究證實，此斷食法有利於減緩認知能力衰退，甚至可增加腦細胞生成。

● 振作情緒，工作起勁

地中海飲食不僅有益於心臟和腰圍，還是減輕憂鬱和焦慮的好方法。其實，早有研究證實，遵循傳統地中海飲食的人，其罹患憂鬱症的風險較未遵循者低 33%。反之，若飲食中含大量垃圾食物及加工食品，罹患憂鬱症的機率高出很多。

● 減輕發炎反應

改善關節炎、氣喘、乾癬症狀，降低罹癌風險。

安全提醒：不適用對象及注意事項

本飲食法不適合十八歲以下人士、哺乳或懷孕階段女性、進行受孕治療者。體重過輕或飲食失調症也請勿進行此飲食法。若有下列情況，請先諮詢家庭醫師：目前正服用藥物或患有糖尿病、低／高血壓、視網膜病變、癲癇等病症。身體虛弱不適，或正進行耐久性運動同樣不宜採行本法。（更多詳細資訊請見 https://thefast800.com/faqs/）

採行低碳地中海飲食的七種途徑

1 減少糖和澱粉類食物攝取

多數人都曉得該少吃蛋糕、糖果、餅乾和含糖飲料，然而這些只是冰山一角。還有各種罪惡的食物隱含糖分，如果汁、即食燕麥、大部分加工或預煮的食品、白義大利麵、米飯、麵包、馬鈴薯及地瓜。這類食物在血液中轉化為醣的速度幾乎和糖本身一樣快。

關於水果的叮嚀——僅管新鮮水果富含纖維及營養素，卻也有大量糖分（何時吃何種水果最好，請見次頁）。

2 每日攝取適量蛋白質

人體無法儲存蛋白質。一旦欠缺蛋白質，身體就會分解自身的蛋白質及肌肉以獲取所需。多數時候，即使是 800 大卡斷食日，也請以 45-60 公克的蛋白質攝取量為目標。來源包含多脂魚類、海鮮、雞肉、蛋、全脂乳製品、紅肉、豆腐、豆類、扁豆、素肉和堅果。少吃培根、各式香腸等加工肉品（雖然我們在食譜中添加少量加工肉品以兼顧風味和蛋白質攝取）。

3 攝取更多天然的健康脂肪，植物性為主

脂肪儲存大量能量，是緩慢釋放能量最棒的形式，能維持身體運作與避免血糖攀升。再說，許多高脂肪食物都相當營養。因此不妨在飲食中添加美妙的特級初榨橄欖油、食用全脂乳製品，如乳酪、優格等發酵物最佳、令人滿足的酪梨、鮭魚和多脂魚類、堅果及種籽。避免低脂產品及高度加工的脂肪。

4 非澱粉類蔬菜占每餐份量的一半

如菠菜、甘藍菜、甜菜、嫩洋甘藍菜（spring greens）、高麗菜、四季豆、甜椒、櫛瓜、青花菜、花椰菜、綠葉蔬菜。這些蔬菜富含營養素和促進腸道益菌生長的纖維。事實上，非澱粉類蔬菜十分重要，我們決定讓你免於計算這類蔬菜的熱量！不愛蔬菜的人，在斷食日看到調味煮過的蔬食，應該會就此改觀。正所謂飢餓就是最佳的調味料（如何使蔬菜美味多變，頁 241）。

5 避免零食與宵夜

吃零食的問題在於減緩脂肪燃燒。若斷食日得吃零食，食用小份的非澱粉類蔬菜，如切片小黃瓜、青花菜或芹菜。本書附有沾醬做法（頁 106-107），但仍以搭配正餐為宜。亦可食用少量堅果（一份約掌心大小）或一小片乳酪。

6 將白飯或白義大利麵換成全穀製品以及扁豆、藜麥、豆類

這類「複合式碳水化合物」為纖維的來源，能使腸道微生物健康生長，是地中海飲食奏效的關鍵。強調攝取「偏低」的碳水化合物，卻不至於低到將眾多高纖健康的碳水化合物排除。我們鼓勵將其加入非斷食日飲食。

7 喝出健康

這點很關鍵，在減少熱量攝取與減重時，必須確保補充水分使身體維持保水狀態。可以的話以水為主，或是喝紅茶、水果茶和黑咖啡（其他不含熱量的飲品，頁244），避免任何含甜味劑或增添熱量的飲料。儘管斷食日最好別碰酒精，但在非斷食日，依地中海飲食原則偶爾來杯紅葡萄酒也無妨。

問與答

該如何開始？

　　適應新的飲食型態需要付出時間和努力，很容易便意志不濟，或明顯欠缺意志。所以，妥善規劃甚是重要。它能幫助將採用斷食法的原因記錄下來，更準確來說——你的目標。此外，出門和其他人分享可幫助持之以恆，並將任何誘惑你的不健康食物排除。接下來，選定一天開始，待最難熬的前幾週過去，身體習慣燃燒脂肪，事情就容易得多，整個人也更加神清氣爽。不僅充滿精神、頭腦清楚、較不疲倦，並且充滿動力。

800 大卡斷食日應攝取更多水分嗎？

　　身體缺水是人們在斷食日無法堅持的主因——帶來虛弱、頭暈、腦子放空等症狀，而經常被誤判是低卡飲食所造成。人體在減少熱量攝取的過程中，除了錯過食物中既有的水分，還包含脂肪分解過程中所流失的部分。因此，攝取額外的水分可說是成功的關鍵。多數人每天得多攝取 1-1.5 公升水分，特別是天氣熱或活動量大的時候。

哪種油最好？

　　整體來說，加工越少的油越好。冷萃油如特級初榨橄欖油和菜籽油的加工工序最少，保留益於人體的營養素，卻也較精製油昂貴。較便宜的選項可用輕橄欖油；花生油適用於炒菜；椰子油我們喜歡用於烘焙和亞洲料理。但橄欖油才是首選，在無須操心熱量的非斷食日，乃至於需避免過度攝取熱量的斷食日，我們都鼓勵大膽使用橄欖油。其滋味美妙、延長飽足感、健康效益十足，且不必擔心快炒時油溫太高而冒煙。根據研究，橄欖油在一般溫度下加熱是安全無虞的。

該用哪種調味料？

　　我們使用大量新鮮現磨黑胡椒粒和海鹽片，例如馬爾頓海鹽（Maldon），其更細緻的結晶能減少用量，帶出更多風味。

該攝取多少肉類？

　　基於健康和環境考量，我和麥克通常會減少肉類攝取量。在家裡，這件事在檯面下作業，沒讓孩子注意到實際改變，但全家人都很享受無肉餐點。不過，斷食日吃肉能有效獲取充足蛋白質。至於加工肉品，只能偶爾吃，且得選擇優質品牌。

那麼全脂乳品呢？

　　麥克在《800 大卡斷食》中解釋，當今應該揚棄低脂乳製品，回頭享用濃醇、具飽足感的全脂乳製品，例如希臘優格、乳酪和法式酸奶等天然發酵產物。同時，適量奶油再度回到菜單，可能比多數加工抹醬更健康。完全不食用乳製品的人也有許多不錯的選擇，像是無糖堅果或燕麥奶，只是熱量不同，蛋白質含量也可能較少。（標準乳製品熱量一覽，頁 240。）

能吃水果嗎？

　　我有很多病人將水果當作每日五蔬果的主要來源。然而，水果富含天然糖分，鳳梨、芒果、香蕉、西瓜等熱帶果物更是含糖大宗。拿這類水果當零食，可能使血糖飆升，並中止脂肪燃燒。嘗試以莓果或蘋果和梨子等硬質水果代替，其纖維含量通常也較高。吃的時候最好視為正餐的一部分，別當成零食，且每天只吃兩份。附帶一提，未熟透的水果含較低糖分。

800 大卡斷食法適合素食者嗎？

本飲食法同樣適合素食者，在書中也可找到蔬食和無肉食譜。為了能容易攝取充足蛋白質，我們建議可以的話多吃堅果、種籽、豆腐、毛豆、扁豆、藜麥和豌豆。即使這麼做會使斷食日的熱量攝取達 900 大卡，仍是值得的。另外，高蛋白果昔也大有幫助。然而，本飲食法並非專為全素食者而設計，在攝取 800 大卡熱量的情況下要吸收足夠蛋白質和營養素，將會是一大挑戰。適合全素食者的斷食法須謹慎規劃，應有專業協助為佳。

該服用維生素嗎？

我們建議在斷食日服用綜合維生素，以確保獲取所需維生素及礦物質。

800 大卡斷食法能施行多久才算安全？

至多十二週的快速減重已被研究採用並證實其安全性。不過，須遵照我們的建議，並記住攝取足夠水分。有些人會延長快速減重的時間，然而我們建議在減重達標或快速減重三個月之後，應每週安排非斷食日。利用這些日子，練習地中海飲食原則以管控食物份量，並轉向間歇性斷食（頁 11，第二階段）。

應告知個人醫師／專業醫療人士嗎？

當飲食型態有重大轉變時，讓這些人知道總是好事，特別是患有疾病或正在服用藥物的對象（頁 12，不適用對象及注意事項）。可列印本飲食法的說明，讓他們曉得其特點，以便在過程中進行監督與輔助。說明可於 thefast800.com 下載，多數醫療專業人士會了解這個方法，並樂意提供協助。

使用本書的訣竅

計算熱量

除非另做說明，書中食譜的熱量皆以一人份計算。然而，各項熱量計算僅供參考。隨營養學家、計算儀器及應用程式的不同，計算的數值也會有所變化，無需過度操心偶爾多出來的熱量。其實，綠葉蔬菜、青花菜、蘿蔔、花豆、芹菜等非澱粉類蔬菜的熱量我們並未納入，因為其熱量相較於營養效益根本微不足道。若是在沙拉或蒸煮蔬菜等食譜提及建議份量，這些蔬菜的熱量都可略而不計。除非想添加醬汁，或淋上一茶匙特級初榨橄欖油（熱量計算，頁 241）。

非斷食日

在新式 5：2 斷食法或體重維持階段的非斷食日，該如何調整食譜使餐點更豐盛，書中都提供了建議及技巧。有些單純是增加份量、多加幾湯匙糙米或扁豆、多淋一點橄欖油、多一片全穀麵包，或額外的蔬菜。

讓食譜適合你的需求

本書食譜雖以地中海飲食為基礎，仍可依照不同料理及口味另作修改。想改換不同調味、添加各式香草和香料，悉聽尊便，畢竟對熱量的影響微乎其微。可以將義大利肉醬麵變成香辣墨西哥菜，或是將地中海蔬食變成咖哩。食物越好吃、越能滿足胃口，你便越能堅持這種飲食法。

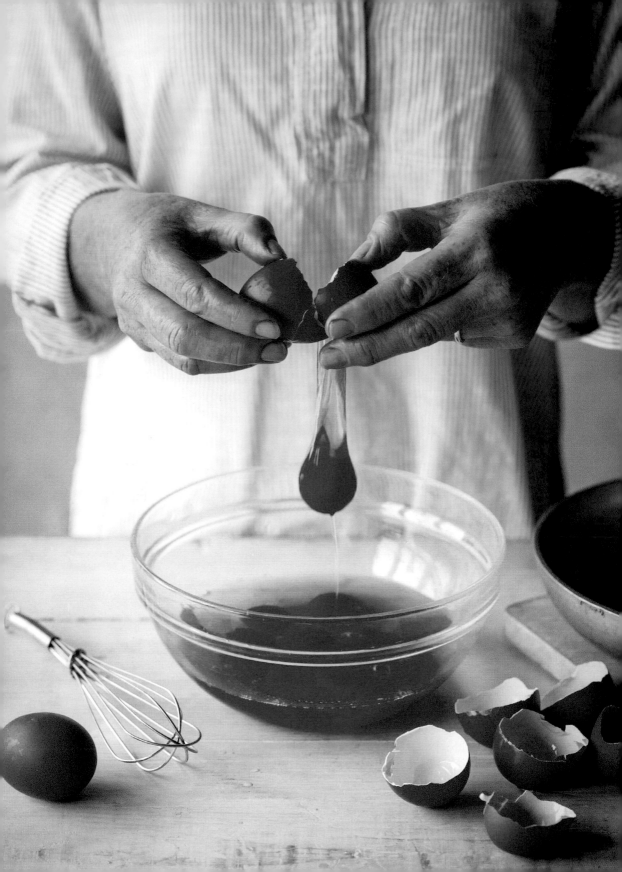

早餐與早午餐

早餐常被視為每日最重要的一餐，然而什麼時候吃，倒沒有金科玉律可循。麥克和我都很喜歡早餐，若你想要省略早餐或晚點才吃，也無所謂。這樣做反而延長跨夜斷食的時間，等同於採用限時進食法這種有效的間歇性斷食法（頁 10-11）。本章節收錄各種早餐選擇，如簡單快速的悠閒早午餐或外出的便當餐。然而，無論進食與否，都必須攝取大量水分，以支持身體由「禁食」進入「進食」階段。

西洋梨肉桂粥

1 人份
大燕麥片 30 克
西洋梨 1 顆（約 135 克），削皮
　去核，略切塊
肉桂粉 ¼ 茶匙
全脂牛乳 75 毫升
烤杏仁片 5 克（約 2 茶匙）

5:2

非斷食日
增加份量。

一道暖心有飽足感的早餐，梨子可換成蘋果。

1. 將大燕麥片、梨子、肉桂放入小型不沾湯鍋；倒
入牛乳及 120 毫升水，以中小火煮 5-6 分鐘，經
常攪拌至燕麥呈軟綿狀。

2. 倒入深碗，撒上杏仁片即可。

烹調技巧

★ 若買不到烘烤杏仁片，可將杏仁片倒入平底鍋，小
火乾炒 1-2 分鐘，經常攪拌；或直接撒上未烘烤的
杏仁片。

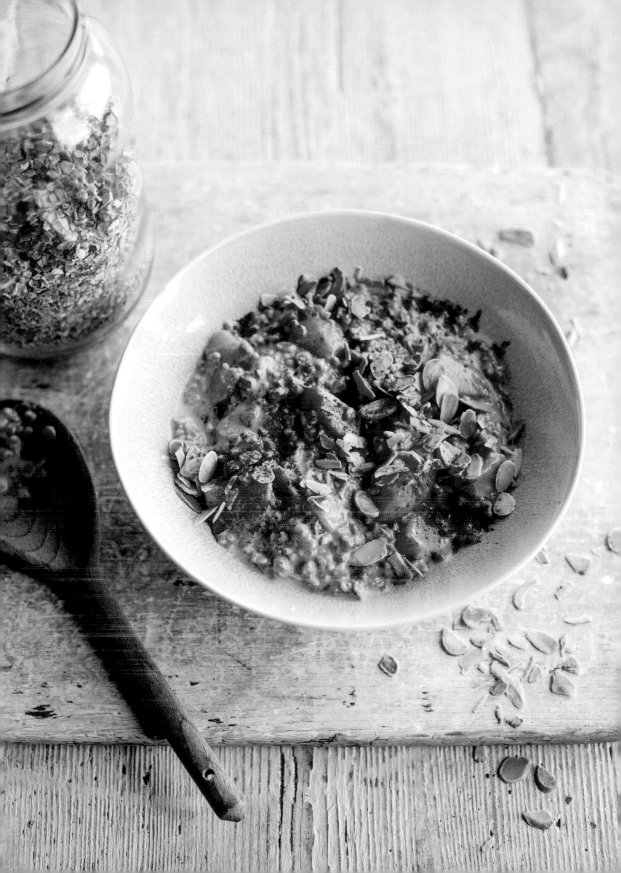

每份 | 熱量 **274** 大卡 | 蛋白質 **8** 克 | 脂肪 **16** 克 | 纖維 **3** 克 | 碳水化合物 **22** 克

巧克力格蘭諾拉麥片

8 人份
椰子油 4 湯匙
可可粉 1 湯匙
楓糖漿 1 湯匙
大燕麥片 200 克
綜合堅果 100 克，略切
全脂牛乳 75 毫升（每份）

非斷食日
於烹調最後 5 分鐘，撒上 100 克
85% 巧克力碎。勿攪拌，待數小
時冷卻硬化即可裝罐。

簡單具飽足感的早餐，含豐富纖維 —— 取代含糖早餐
麥片的絕佳選擇。

1. 烤箱預熱攝氏 170 度／旋風式攝氏 150 度／瓦斯
   3 檔。

2. 取大型不沾湯鍋以文火融化椰子油、可可粉和楓
   糖漿，經常攪拌。

3. 離火，拌入大燕麥片，至汁液完全包覆。將麥片
   糊均勻鋪於烤盤，烘烤 15 分鐘。

4. 取出烤盤，拌入堅果，回烤 10 分鐘。

5. 取出烤盤，待冷卻變脆。

6. 每份取 40 克麥片加 75 毫升牛乳即可。

烹調技巧

★ 於密封罐可存放 2 週。

★ 可改用全脂天然希臘優格，別忘了調整熱量。75
  毫升牛乳含熱量 47 大卡。亦可用非乳製奶，熱量
  另計。

★ 綜合堅果可買現成的，也可依喜好自製。

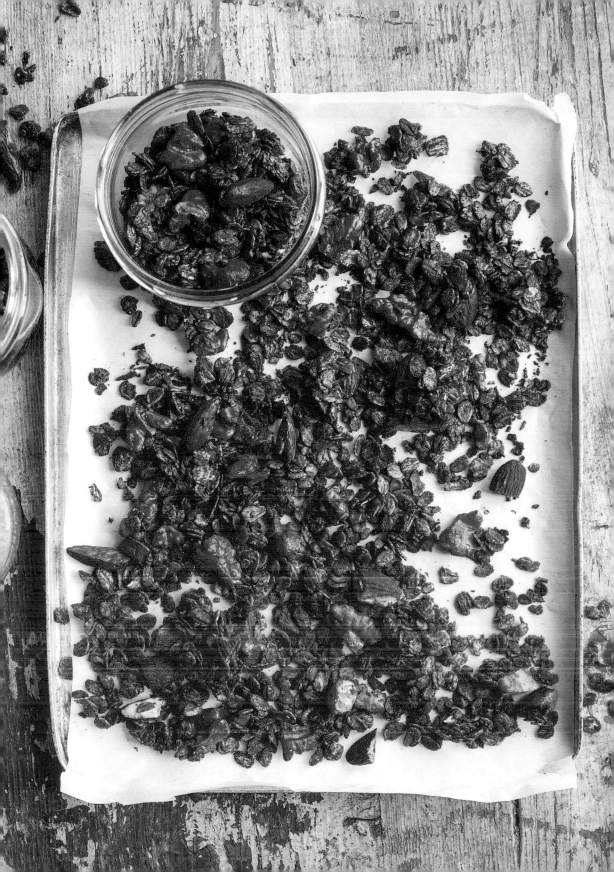

未達 **400** 大卡

每份 | 熱量 **351** 大卡 | 蛋白質 **10.5** 克 | 脂肪 **20** 克 | 纖維 **5.5** 克 | 碳水化合物 **30** 克

隔夜燕麥片

2 人份
蘋果 1 小顆
大燕麥片 60 克
烘烤榛果 25 克，略切
全脂天然希臘優格 75 克
全脂牛乳 100 毫升
綜合種籽 1 湯匙
藍莓／綜合莓果 50 克

非斷食日
增加份量。

將麥片隔夜浸泡於牛乳中軟化。蘋果可增添纖維，並且帶來更多汁。

1. 蘋果連皮刨絲，小心避免切到果核。

2. 用碗盛裝蘋果絲，拌入麥片、榛果、優格、牛乳；加蓋，冷藏數小時或隔夜。

3. 撒上綜合種籽及莓果。

烹調技巧

★ 此食譜可改用無乳優格或植物奶，熱量另計。75克全脂天然希臘優格含熱量 50 大卡，100 毫升全脂牛乳含熱量 63 大卡。

★ 隔夜麥片放入有蓋小罐儲存，可當作簡便隨身早餐。

即食杯粥

1 人份
燕麥片粥（非大燕麥片）40 克
脫脂奶粉 1 湯匙
核桃／山胡桃半仁 8 片，略切

5:2

非斷食日
增加份量。

旅行或是手邊只有熱水壺的時候，這道可攜式粥品可說是再適合不過。脫脂奶粉很容易在超市買到，通常還額外添加維生素。

1. 將熱水倒入馬克杯，暖杯後倒掉。

2. 把麥片和脫脂奶粉加入預熱的馬克杯，加入足夠熱開水將食材覆蓋，約 150 毫升；充分攪拌，蓋住杯口，靜置 3-5 分鐘；檢查濃稠度，視需求加水；再次攪拌使澱粉釋出，麥片呈糊狀。

3. 撒上堅果即可。

烹調技巧

★ 此食譜使用傳統燕麥片（rolled oats），非粗粒的大燕麥片（jumbo oats），所以較容易煮軟。

★ 可依喜好添加 ¼ 茶匙肉桂粉。

★ 可加一把藍莓或切片香蕉，記得熱量另計。

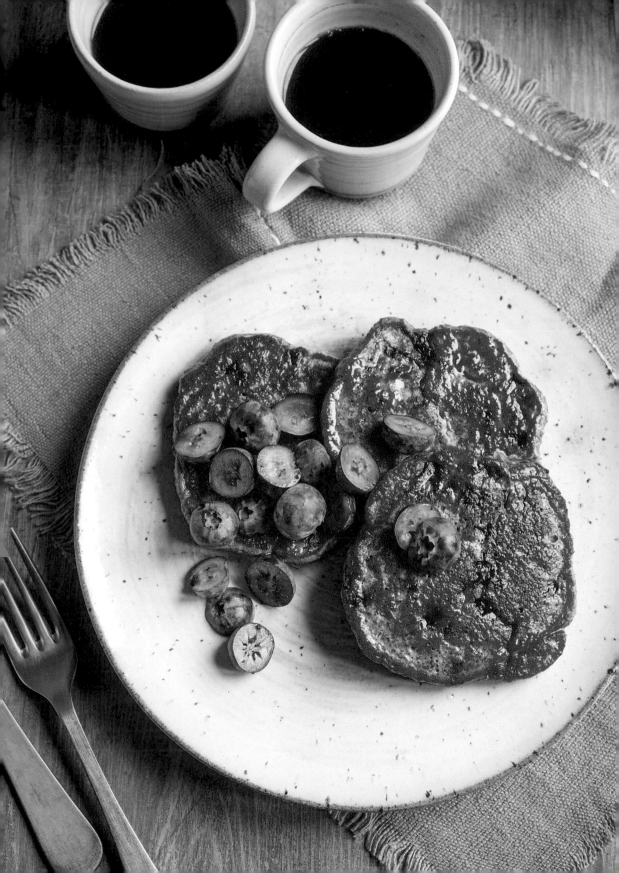

藍莓鬆餅

2 人份
全穀自發麵粉 75 克
燕麥片粥（非大燕麥片）15 克
蛋 1 大顆
全脂牛乳 100 毫升
藍莓 125 克
菜籽油／椰子油 2 茶匙

非斷食日
可加一把新鮮藍莓或一根切片香蕉。

週末可一飽口福，增加份量做給全家人吃。用傳統燕麥片非大燕麥片效果最好。

1. 將麵粉和麥片倒入碗裡，中間做出井；打入雞蛋，倒入一半牛乳，用攪拌器將食材混合至濃稠糊狀；倒入剩餘牛乳，使勁將麵糊攪拌至滑順。

2. 保留一些藍莓作裝飾，剩餘的放入碗中；取湯匙將藍莓輕輕壓碎，倒入麵糊拌勻。

3. 取大型不沾平底鍋，鍋底抹一點油，以中大火加熱；將 ⅙ 麵糊舀入鍋子一側，並輕輕擴散；再舀 2 匙，比照辦理；煎 2 分鐘，至表面冒小泡，上層逐漸定型。小心翻面，繼續煎 1.5-2 分鐘

4. 用預熱的盤子盛裝鬆餅，剩餘的麵糊以相同步驟製作；撒上預留的藍莓。

烹調技巧

★ 可依喜好改用植物奶，熱量另計。100 毫升全脂牛乳含熱量 63 大卡。

★ 若製作 1 人份早餐，可將剩餘鬆餅留至隔天食用。將盤子加蓋，以微波爐高溫加熱約 30 秒，至內部熱透。

未達 **200** 大卡 | 每份 | 熱量 **190** 大卡 | 蛋白質 **6** 克 | 脂肪 **10** 克 | 纖維 **2.5** 克 | 碳水化合物 **17** 克

糖煮莓果佐優格

2 人份
冷凍綜合莓果 100 克，種類不拘
去核軟棗 2 粒，切碎
全脂天然希臘優格 200 克

5:2

非斷食日
撒上烘烤大燕麥片、綜合種籽或
堅果粒。

這個甜美組合將冷凍水果發揮到極致。可以的話挑選
含天然糖份的草莓或櫻桃的綜合莓果。

1. 將冷凍莓果與軟棗放入小湯鍋，小火加熱 3-5 分
   鐘，至莓果解凍呈溫熱狀態，經常攪拌。視情況
   加水，幫助水果軟化。

2. 將優格均分兩份，放上糖煮水果並立即享用。

烹調技巧

★ 想要水果更濃稠，可添加 1 茶匙奇亞籽和幾湯匙的
  水。

★ 待莓果冷卻，可搭配優格作為甜點。

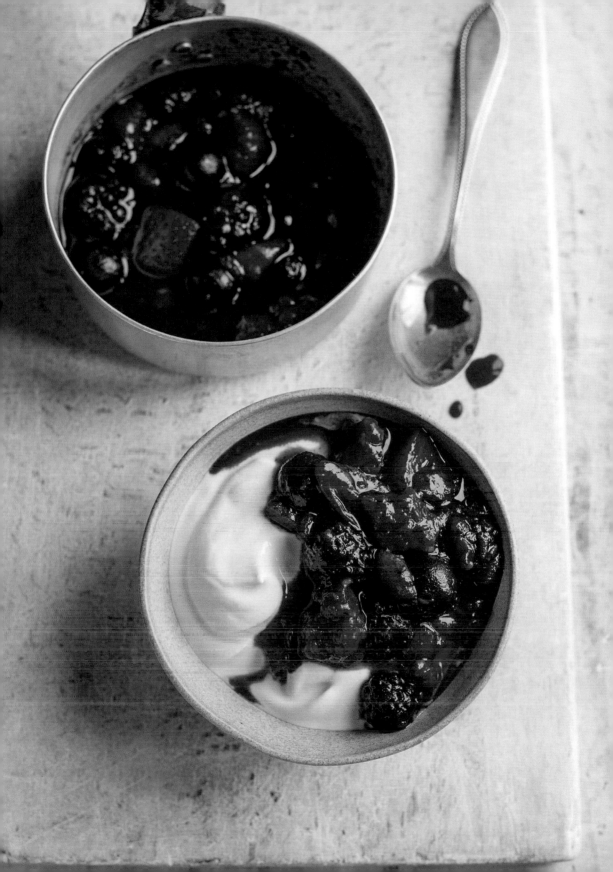

薑黃能量早餐

2 人份
香蕉 1 小根，去皮切塊，淨重約
　65 克
全脂天然希臘優格 150 克
薑黃粉 ½-1 茶匙（可調整）
薑粉 ¼ 茶匙
肉桂粉 ¼ 茶匙
核桃／山胡桃半仁 8 片，略剁／
　略切

5:2

非斷食日
多撒一點堅果。

這道綿密的香料優格可當作早餐或布丁，藉由優格的脂肪將薑黃抗發炎、降低癌症風險的功效發揮得更好。

1. 香蕉置於碗中，用叉子粗略壓碎。
2. 加入優格，撒上薑黃粉、薑粉、肉桂粉。
3. 攪拌均勻，若優格太稠可加少量水。均分至兩個盤子或平底玻璃杯，撒上堅果即可。

烹調技巧

★ 山胡桃炒過風味更佳。簡單剝成小塊用小平底鍋無油乾炒 2-3 分鐘，經常攪拌至輕微上色。

每份 | 熱量 **322** 大卡 | 蛋白質 **10** 克 | 脂肪 **25** 克 | 纖維 **2.5** 克 | 碳水化合物 **14.5** 克

山胡桃香蕉瑪芬

2 人份
融化椰子油／菜籽油 1 湯匙
蛋 1 顆
熟成香蕉 1 小根，去皮用叉子壓碎（淨重約 65 克）
杏仁粉 20 克
全穀自發麵粉 20 克
泡打粉 ¼ 茶匙
山胡桃半仁 8 片，略切
肉桂粉 ½ 茶匙

需準備一個容量 350 毫升的耐微波馬克杯

非斷食日
搭配一小勺全脂天然希臘優格。

這道溫熱鬆軟的早餐是取代咖啡店瑪芬的健康選擇。可依喜好搭配一把新鮮藍莓（25 克藍莓含熱量 11 大卡）。

1. 取少許油抹在耐微波馬克杯內部。

2. 將蛋打入杯子，用叉子充分打散。

3. 加入香蕉、杏仁粉、麵粉、泡打粉、山胡桃、肉桂粉和剩餘的油，攪拌均勻。

4. 以微波爐高溫加熱約 1.5 分鐘，至膨脹成型（時間依微波爐瓦數而異），瑪芬開始由杯緣塌陷。

5. 靜置 1 分鐘，沿杯緣切開，將瑪芬倒出，對切並趁熱上桌。

烹調技巧

★ 若偏好兩個小瑪芬，可將食材於碗中混合，再分裝至兩個模具。

★ 可用微波爐融化椰子油，切忌過熱。

未達 **200** 大卡

每份 │ 熱量 **135** 大卡 │ 蛋白質 **4.5** 克 │ 脂肪 **5.5** 克 │ 纖維 **3** 克 │ 碳水化合物 **17** 克

薄荷柑橘沙拉

2 人份
紅肉葡萄柚 1 顆
柳橙 1 顆
柑橘 1 顆，甜橘（tangerine）／
　溫州蜜柑（satsuma）
新鮮薄荷葉 4-5 片，切絲
全脂天然希臘優格 100 克

非斷食日
搭配 1 湯匙烘烤種籽。

這道口味帶酸、輕盈又迷人的早餐，也可作為甜點。可於前一晚將水果準備好冷藏，食用時不但冰涼，更能感受到水果的新鮮。

1. 將葡萄柚和柳橙置於砧板 —— 最好有溝槽以利承接汁液，切除兩端；使用銳利小刀將外皮及白色薄膜去除；沿表面將果肉切片或分成瓣狀，籽全丟棄。

2. 柑橘去皮，切薄片。

3. 將果肉均分兩份，倒入承接的果汁。

4. 撒上薄荷絲，搭配希臘優格即可。

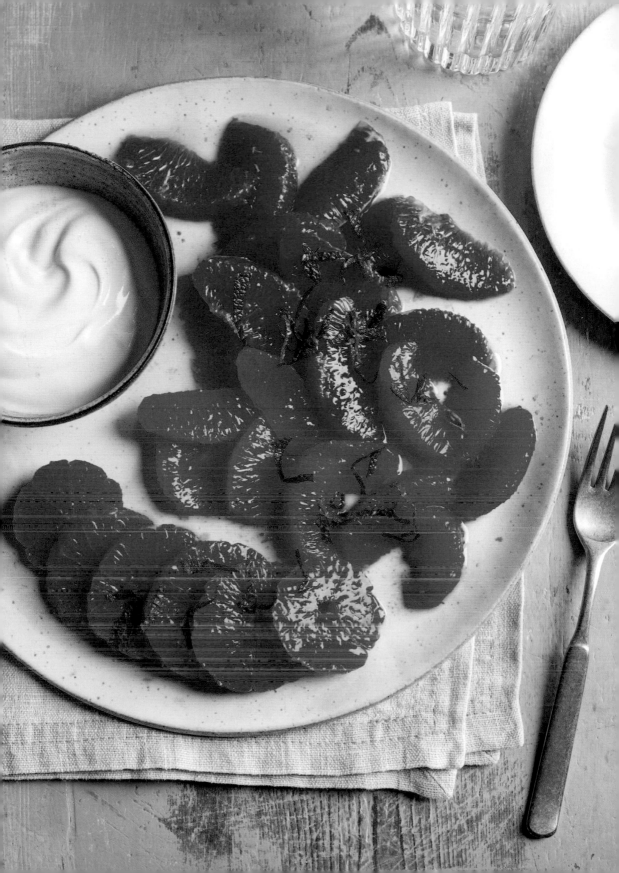

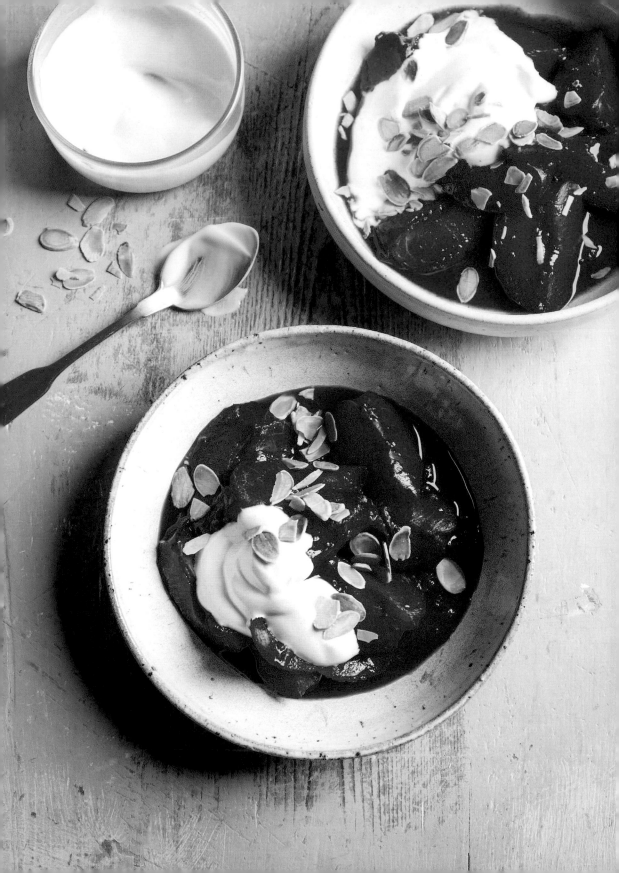

未達
300
大卡

香料李子佐希臘優格

2 人份
**李子 4 顆（約 275 克），切半
去核**
**柳橙皮 2 條，10-12 公分，用削
皮刀去皮**
**現搾果汁 1 大顆柳橙（約 100 毫
升）**
肉桂粉 ¼ 茶匙
全脂天然希臘優格 100 克
烤杏仁片 15 克

5:2

非斷食日
添加額外的烤堅果。

冷熱皆美味，亦可當作清新甜點。

1. 將李子放入湯鍋，加入柳橙皮、果汁、150 毫升
   水和肉桂粉，輕輕攪拌煮至微滾。

2. 加蓋，轉由小火煮 10-15 分鐘，至李子軟化、形
   狀保持完整。

3. 將李子均分兩碗，趁熱上桌；或放涼搭配希臘優
   格，撒上烤杏仁片。

烹調技巧

★ 若買不到烤杏仁片，不妨自製（頁 18）。

蘑菇菠菜水波蛋

1 人份
蛋 2 顆，冷藏
奶油 5 克／橄欖油 1 茶匙
小顆栗子蘑菇 75 克，切片
嫩菠菜葉 一大把

5:2

非斷食日
搭配一片全穀奶油土司。

一道快速、低卡卻有飽足感的單人早餐。務必選用新鮮雞蛋。

1. 將水注入湯鍋 ⅓ 高度，煮至微滾。

2. 杯裡打兩顆蛋，分次倒入鍋中；以文火煮約 3 分鐘，水面近乎靜止不冒泡，至蛋白成型、蛋黃保持流動。

3. 煮蛋同時，以中火加熱融化不沾平底鍋內的奶油／橄欖油，加入蘑菇拌炒 2-3 分鐘，呈淡褐色。

4. 加入菠菜，與蘑菇翻炒至略萎縮，切勿翻炒過度以免大量汁液釋出；取一撮海鹽和現磨黑胡椒粒調味。

5. 將蘑菇及菠菜舀至預熱的餐盤；水波蛋以漏勺瀝乾，置於蔬菜上；再以些許黑胡椒粒調味即可。

烹調技巧

★ 若使用非冷藏蛋，可稍微縮短烹調時間。

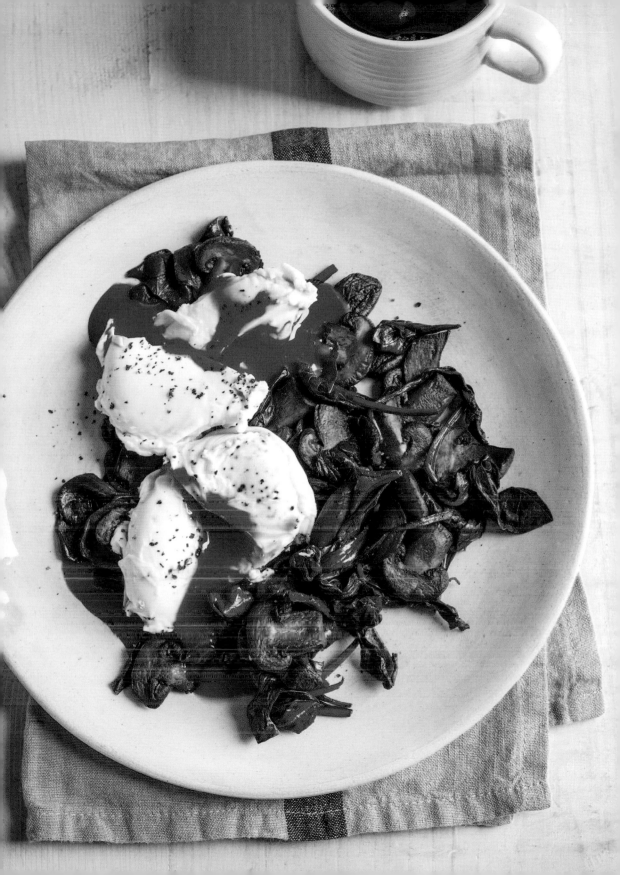

煙燻鮭魚歐姆蛋

1 人份
蛋 2 大顆
奶油 1 茶匙
橄欖油 1 茶匙
煙燻鮭魚片 50 克，切細長條
青蔥 切段裝飾（自由選擇）

非斷食日
沙拉可搭配簡易沙拉醬（頁
241）或少量特級初榨橄欖油和
巴薩米克醋。

豐盛又快速的早午餐或午餐。奶油替歐姆蛋增添濃郁
風味，可依喜好換成橄欖油。搭配綜合生菜食用，醬
汁熱量另計。

1. 碗裡打顆蛋，用大攪拌器徹底攪拌，加入黑胡椒
   粒調味（鮭魚已帶鹹味，無須加鹽）。

2. 將油和奶油倒入中型不沾平底鍋（直徑約 19 公
   分），以中火融化；倒入蛋液煮幾秒鐘，用木勺
   將蛋由鍋邊集中至中央，任未熟蛋液填補其空
   隙。重複以上動作數次，使歐姆蛋更厚實蓬鬆。

3. 撒上鮭魚，再煎 1-2 分鐘，至底部呈淡褐色、表
   面稍微定型、鮭魚溫熱呈淡粉色。

4. 將鍋子傾斜，使歐姆蛋滑至餐盤對折，若喜歡可
   撒上蔥段。

烹調技巧

★ 若不喜歡煙燻鮭魚，可改用 100 克切片蘑菇加 1 湯
  匙橄欖油拌炒。每份蘑菇歐姆蛋含熱量 362 大卡。

★ 亦可做成炒蛋，將鮭魚鋪在旁邊。

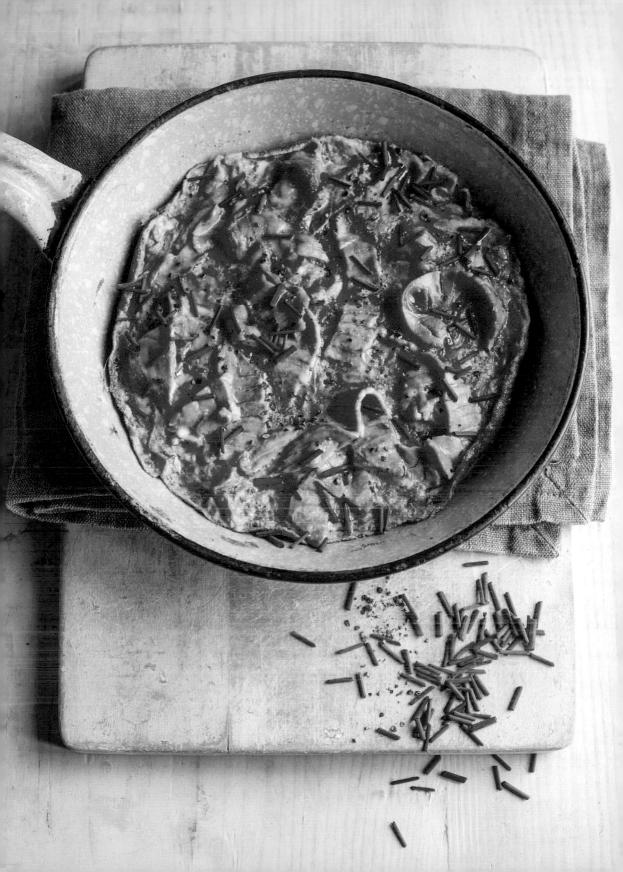

未達 300 大卡

每份 │ 熱量 **216** 大卡 │ 蛋白質 **21** 克 │ 脂肪 **13** 克 │ 纖維 **3** 克 │ 碳水化合物 **2.5** 克

水煮蛋與長梗青花菜

1 人份
蛋 2 大顆，冷藏
長梗青花菜／蘆筍 75 克，修整

非斷食日
搭配一片天然酸種種籽吐司。

微煮過的長梗青花菜／蘆筍是吐司條的最佳替代品。

1. 取小湯鍋準備半鍋沸水，用漏勺將蛋分次輕舀入水中，煮 6-7 分鐘，呈半熟狀。

2. 同時，取寬底鍋子加水至 5 公分高，煮至微滾；加入青花菜／蘆筍煮 4-5 分鐘至軟化，取出瀝乾。

3. 以蛋杯盛蛋，搭配溫熱長梗蔬菜沾食。

烹調技巧

★若使用非冷藏蛋，烹調時間可縮減約 1 分鐘。

蘑菇天然酸種單片三明治

1 人份

橄欖油 1 湯匙

波特貝勒菇（Portobello Mushroom）140 克（約兩大顆），切片

天然酸種全穀麵包 1 片薄片（約 20 克）

大蒜 ½ 瓣，去皮拍碎

新鮮百里香葉 2 茶匙／乾燥百里香 ¼ 茶匙

巴薩米克醋 1 茶匙

新鮮香芹一小把，葉子略切

山羊乳酪 2 薄片（約 40 克）

非斷食日

多放幾片山羊乳酪，再淋上橄欖油。

簡單快速的餐點，風味十足，做多人份也不費力。炒蘑菇的時間幾乎和烤麵包一樣。

1. 取大型不沾平底鍋以大火熱油，持續拌炒 3 分鐘至微焦。

2. 同時，烘烤麵包。

3. 加入大蒜和百里香拌炒 30 秒；倒入巴薩米克醋和香芹略炒。

4. 將蘑菇置於烤麵包上，放上山羊乳酪，撒上足量黑胡椒粒畫龍點睛。

烹調技巧

★ 建議將麵包切妥冷凍備用。一旦眼不見為淨，就會少吃一點，頂多偶爾解饞。另一個好處是減少麵包內澱粉類卡路里的吸收 —— 冷凍後內部某些不太好的澱粉類碳水化合物會轉化成抗性澱粉（resistant starch），不易被人體吸收，反而帶來好處。（詳見頁 243）。若買不到天然酸種麵包，可用任何全穀或傳統穀類，如斯佩耳特小麥（spelt）或黑麥（rye）製成的麵包替代。

酪梨醬單面三明治

2 人份
天然酸種全穀麵包 2 薄片（各約
　20 克）
熟成酪梨 1 顆，去皮去核略切
　（淨重約 75 克，見烹調技巧）
核桃半仁 25 克（約 10 顆），
　略切
圓紅辣椒 1 顆，去籽切丁／
　乾辣椒片 1 撮（自由選擇）
巴薩米克醋 2 茶匙

非斷食日
酪梨三明治搭配 1-2 顆現煮水波
蛋或費達乳酪塊。加一湯匙烤綜
合種籽也很棒。

這道超級快速的早餐最適合利用過熟的酪梨。

1. 烘烤麵包，均分至兩盤（或以一個盤子共享）。

2. 將酪梨與核桃置於碗裡，以叉子壓碎。

3. 將熱麵包抹上酪梨醬，自由撒上辣椒片，淋上巴薩米克醋，以海鹽與黑胡椒粒調味。

烹調技巧

★ 處理酪梨最好先對切去核，於皮肉相連處，用大湯匙將半塊酪梨整個取出。可依需求將切面朝上切片或切塊。

★ 若買不到天然酸種麵包，任何全穀麵包皆可。

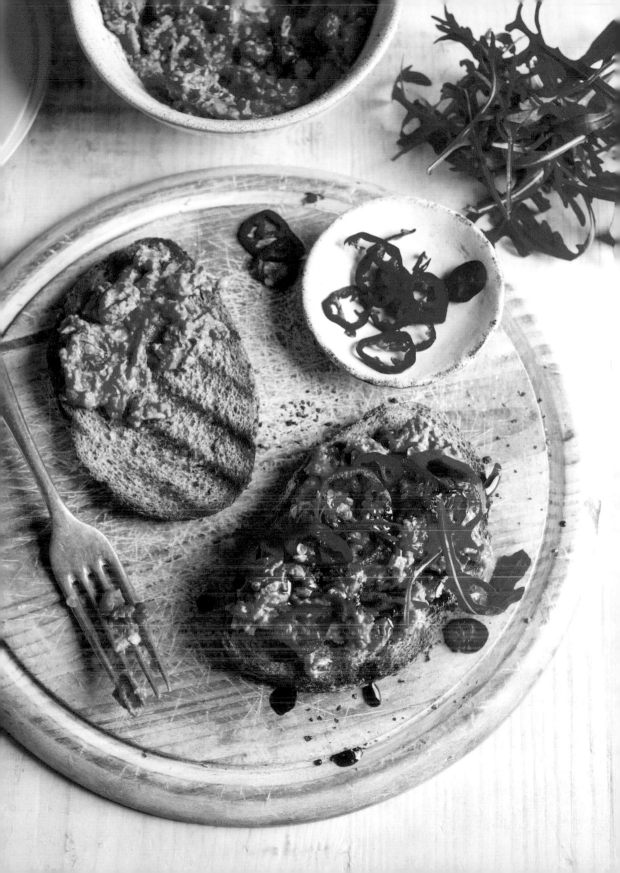

番茄半熟蛋（Shakshuka）

2 人份

橄欖油 1 湯匙

紫洋蔥 1 顆，去皮切碎

黃椒 1 顆，去籽切薄片

大蒜 2 瓣，去皮拍碎

孜然粉 1 茶匙

辣味煙燻紅椒粉，½-1 茶匙
　（可調整）

番茄塊 1 罐，400 克

番茄糊 1 湯匙

蛋 4 顆

新鮮香菜／平葉香芹 一小把，
　葉子略切，裝飾（自由選擇）

5:2

非斷食日

加蛋後再灑上費達乳酪，搭配烤
全穀口袋餅食用。

源於中東與北非的超人氣早午餐，用微辣番茄醬煮水
波蛋。

1. 取中型不沾平底鍋或含蓋淺砂鍋，以中火熱油；
   加入洋蔥和黃椒，翻炒 5-6 分鐘至軟化。

2. 加入大蒜、孜然粉、紅椒粉拌炒 20-30 秒。

3. 加入番茄塊及番茄糊，撒上一大撮海鹽和大量黑
   胡椒粒。

4. 微滾後繼續煮約 4 分鐘，持續攪拌至醬汁變濃
   稠。

5. 於蔬菜間空出四個洞，各打入一顆蛋；蓋上鍋
   蓋，文火煮 3-5 分鐘，至蛋白成型、蛋黃保持流
   動。

6. 用黑胡椒粒調味，新鮮香草可自由添加。

烹調技巧

★ 若平底鍋沒有蓋子，可用耐熱盤或大張錫箔紙替代
（盤子加熱後非常燙，小心掀開）。上蓋能加速蛋
煮熟，且避免番茄醬過度濃稠。

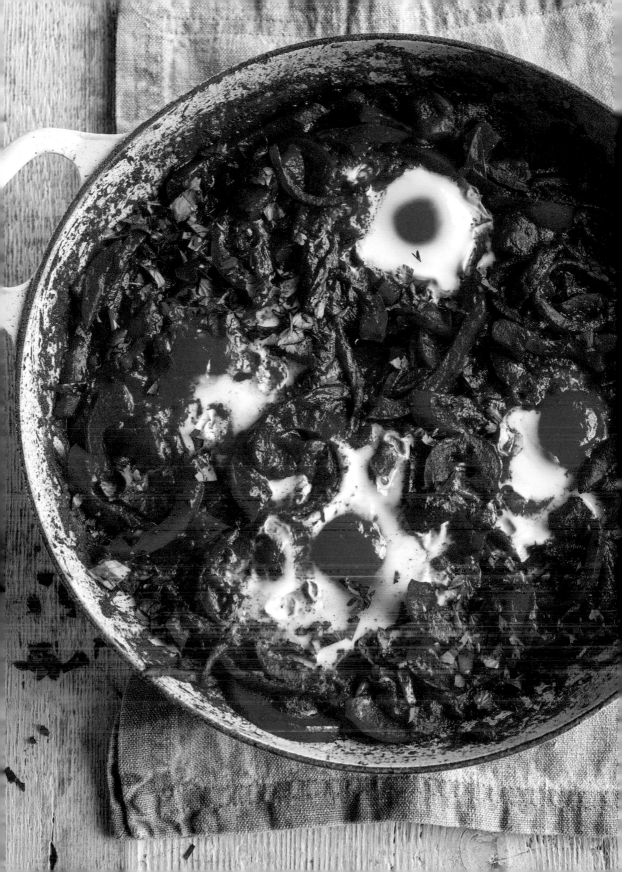

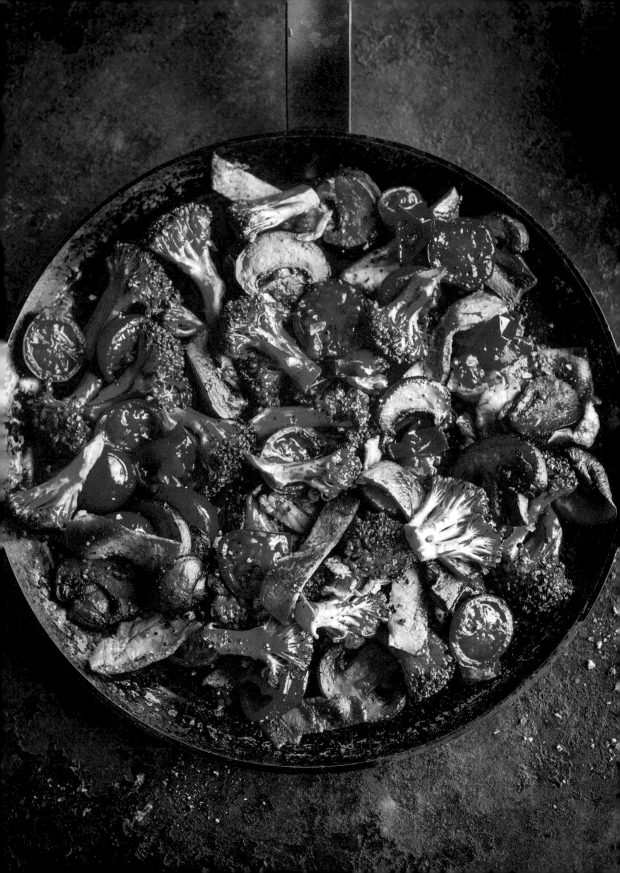

每份 │ 熱量 **144** 大卡 │ 蛋白質 **8** 克 │ 脂肪 **10.5** 克 │ 纖維 **3** 克 │ 碳水化合物 **3.5** 克

未達 **200** 大卡

培根蘑菇炒蔬菜

2 人份
青花菜 100 克，切小朵
橄欖油／菜籽油 1 湯匙
煙燻豬背培根 2 條，去油脂切寬段
栗子蘑菇 100 克，切片
聖女小番茄 10 顆，對切

非斷食日
將炒好的青花菜和培根撥至平底鍋
一側，加一點油炒幾顆蛋。

10 分鐘內上菜的早餐或早午餐。雖然培根等加工肉品不可多吃，但可於週末解嘴饞。

1. 準備 ⅓ 鍋沸水，加入青花菜二度煮沸；再煮 3 分鐘，瀝乾。

2. 同時，將油倒入大型不沾平底鍋，加入培根、蘑菇、番茄翻炒 2 分鐘，至蘑菇微焦。

3. 加入青花菜續炒 1 分鐘。

4. 均分兩份，以黑胡椒粒調味即可。

未達 **400** 大卡 | 每份 | 熱量 **309** 大卡 | 蛋白質 **13** 克 | 脂肪 **7** 克 | 纖維 **15** 克 | 碳水化合物 **41** 克

牛仔煮豆

2 人份
橄欖油 1 湯匙
洋蔥 1 小顆，去皮切碎
大蒜 1 瓣，去皮拍碎
煙燻紅椒粉 1 茶匙，依喜好用
　　辣味／甜味
白豆 1 罐，400 克，瀝乾
番茄泥 350 克
烏斯特醬（Worcestershire
　　sauce）1 湯匙
全穀麵包 2 薄片（約各 20 克）

非斷食日
多一片全穀麵包，淋上大量橄欖油。

自製煮豆是我們的心頭好。這個簡易版本可當作早餐或搭配烤雞或烤肉。撒上乳酪，就成了快速的美味晚餐。

1. 取不沾湯鍋熱油，加入洋蔥慢炒 3-4 分鐘至其軟化。

2. 加入大蒜和紅椒粉拌炒幾秒鐘。

3. 倒入白豆、番茄泥和烏斯特醬，以海鹽及黑胡椒粒調味；微滾後煮約 5 分鐘，經常攪拌至醬汁濃稠，越接近最後越不能停。

4. 即將完成前，烘烤麵包並均分兩盤，舀上煮豆即可。

　烹調技巧

★ 可依喜好用任何罐裝豆類，維持用量即可。

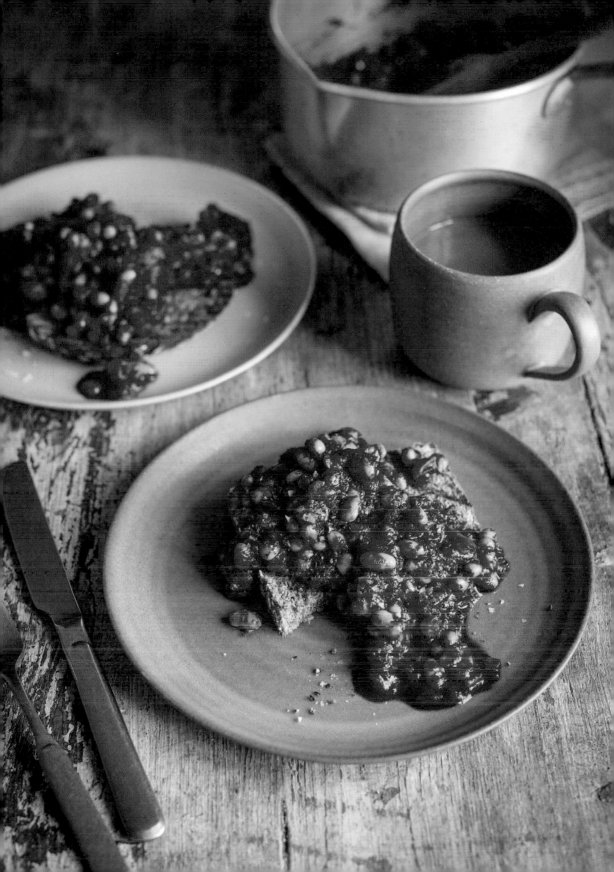

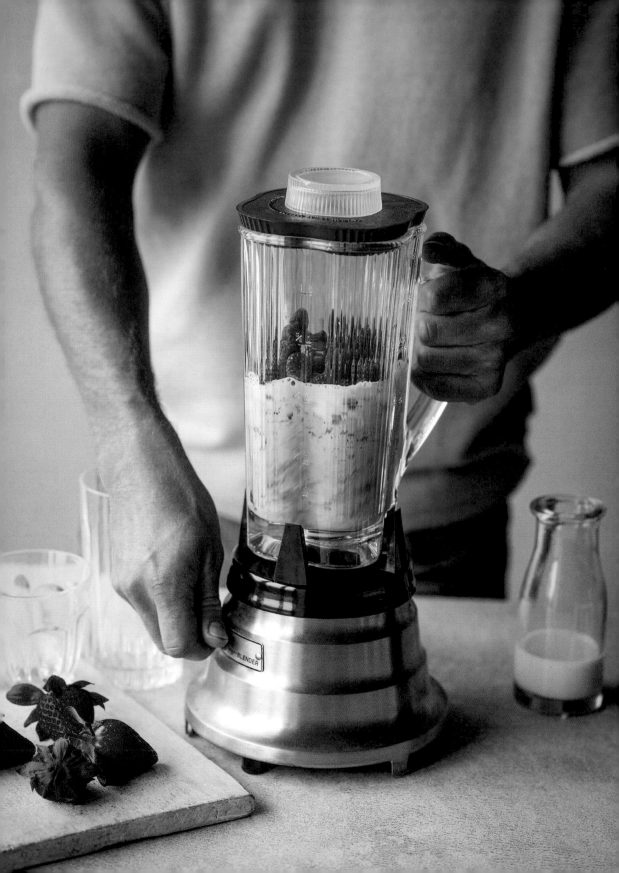

果昔與湯

雖然我們建議以實際餐點為優先,卻也曉得代餐果
昔大有用處,能協助你堅持下去。請試試本章的美
味食譜,它們多半較市售含高糖與高澱粉類碳水化
合物的品項健康。若不想使用乳製品,可以選擇無
糖的杏仁奶(每 100 毫升含熱量 13 大卡)或燕麥
奶(每 100 毫升含熱量 44 大卡)。

至於湯品則兼顧美味與飽腹。食譜主要以四人份為
主,可以帶一份到公司當午餐,其他可冷藏保存數
天或是冷凍。請把湯品當作斷食日的好夥伴。

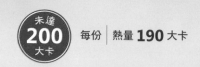
果昔

製作果昔好簡單。
1 人份

1. 將所有食材放入果汁機，打至滑順；視需求加水調整至偏好的濃稠度。
2. 倒入玻璃杯即可。

沁涼莓果果昔

任何冷凍水果皆適用這杯果昔，得先確定果汁機能攪碎冰塊。

全脂天然希臘優格 25 克
半脫脂牛乳 75 毫升
冷凍綜合莓果 40 克，如藍莓、草莓
香蕉 ½ 根（淨重 50 克），去皮略切
大燕麥片粥 1 湯匙
杏仁粉 5 克
冷水 2 湯匙

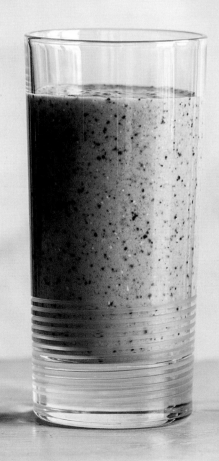

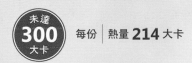

未達 **300** 大卡　每份｜熱量 **214** 大卡

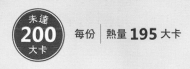

未達 **200** 大卡　每份｜熱量 **195** 大卡

香蕉堅果果昔

請選用無糖堅果醬製作這杯口感綿密的果昔。

全脂天然希臘優格 20 克
半脫脂牛乳 100 毫升
香蕉 ½ 根（淨重 50 克），去皮略切
無糖腰果醬／杏仁醬 15 克
冷水 2 湯匙

巧克力草莓果昔

好喝又飽足的人氣巧克力飲品。

全脂天然希臘優格 25 克
半脫脂牛乳 100 毫升
新鮮／冷凍草莓 100 克
大燕麥片粥 15 克
去核軟棗 1 顆
可可粉 1 茶匙
冷水 2 湯匙

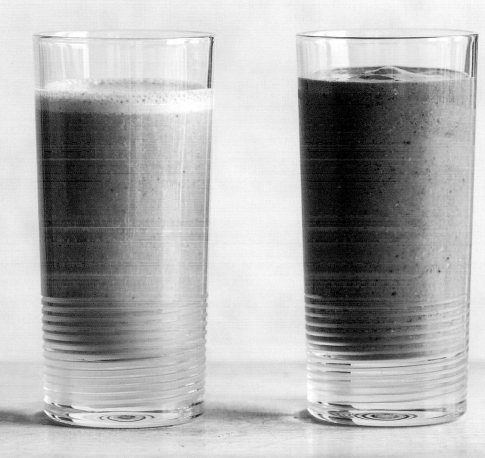

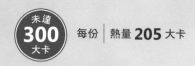

每份 | 熱量 **205** 大卡

薄荷酪梨小黃瓜果昔

結合綿密口感與薄荷清新。

酪梨 ½ 顆，去皮去核、切 ¼
　（淨重 75 克，技巧見頁 40）
小黃瓜 200 克，切厚片
嫩波菜葉 25 克
新鮮薄荷葉 12 片
全脂天然希臘優格 15 克
冷水 100 毫升

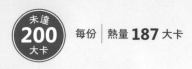

每份 | 熱量 **187** 大卡

柳橙胡蘿蔔腰果果昔

這杯果昔帶有生氣勃勃的橘色。得先確
定果汁機能攪碎紅蘿蔔片。

紅蘿蔔 2 根（約 170 克），去皮切片
柳橙 ½ 顆，去皮切塊
無糖腰果醬／杏仁醬 15 克
冷水 125 毫升

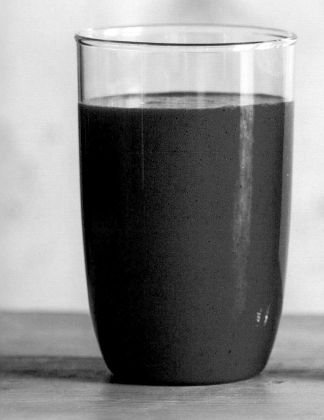

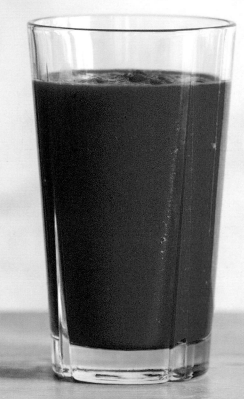

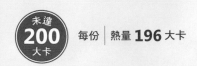

未達 **200** 大卡 | 每份 | 熱量 **196** 大卡

綠蘋果薑汁果昔

清脆的綠蘋果為這杯美妙的綠果昔帶來
纖維和甜味,想換成紅蘋果也行。

綠蘋果 1 顆,去核切 ¼
櫛瓜 ½ 根(約 65 克),去皮切塊
新鮮生薑 8 克,去皮略切
薑黃粉 ½ 茶匙
綜合種籽 10 克(如葵花籽、南瓜籽、
　　芝麻、亞麻籽)
特級初榨橄欖油 2 茶匙
冷水 100 毫升

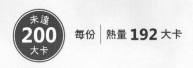

未達 **200** 大卡 | 每份 | 熱量 **192** 大卡

西班牙冷湯式果昔

加點冰塊冷的喝真不錯。

小黃瓜 100 克,略切
熟成帶莖番茄 2-3 顆(約 125 克),切 ¼
紅椒 ½ 顆,去籽切片
紫洋蔥 ¼ 小顆(約 20 克),去皮
全脂天然希臘優格 25 克
杏仁粉 10 克
番茄糊 1 茶匙
特級初榨橄欖油 1 茶匙
冷水 2 湯匙
海鹽、現磨黑胡椒粒(可調整)

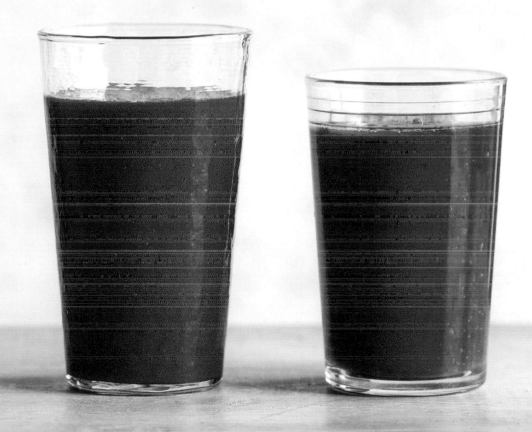

青醬羽衣甘藍豆湯

4 人份
橄欖油 2 湯匙
洋蔥 1 顆，去皮略切
芹菜梗 1 根，切段（1 公分）
紅蘿蔔 2 根，去皮切塊（1 公分）
櫛瓜 1 根，去皮、縱向對切後切
　片（1 公分）
白腰豆 1 罐，400 克，瀝乾
花豆／腰豆 1 罐，400 克，瀝乾
蔬菜／雞湯塊 1 塊
羽衣甘藍／深綠色高麗菜 75 克，
　切寬片，丟棄粗梗
新鮮羅勒青醬 60 克

5:2

非斷食日
淋上一點橄欖油，搭配烘烤全穀
或天然酸種麵包。想多攝取一
點營養，可添加烤哈羅米乾酪
（Halloumi）丁或培根。

這道餐點超快速簡單，搭配新鮮羅勒青醬更是美味。
可依喜好換成任何豆類，用量相當即可。

1. 取大型不沾湯鍋熱油，加入洋蔥、芹菜、紅蘿蔔
   和櫛瓜慢炒 10 分鐘，偶爾攪拌。

2. 倒入豆子，加入高湯塊及 1.2 公升水，攪拌至其
   溶解；放入羽衣甘藍或高麗菜，煮至微滾；再煮
   5-7 分鐘，偶爾攪拌至蔬菜軟化。

3. 以海鹽及黑胡椒粒調味，將湯盛入預熱的碗，加
   上青醬即可。

烹調技巧

★ 超市冷藏區可找到條狀青醬，通常和新鮮義大利麵
　放在一起，但買罐裝的也無妨。

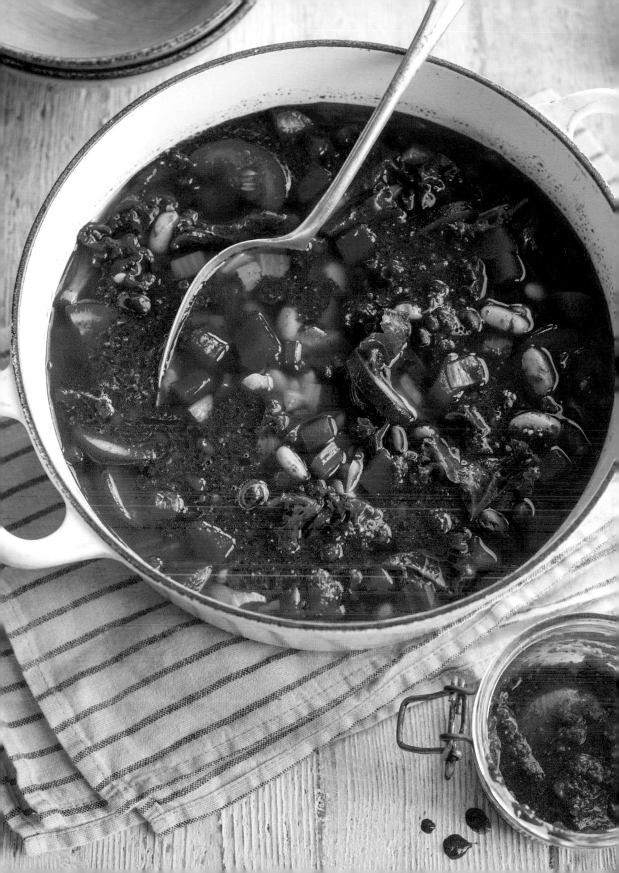

未達 **200** 大卡

每份 | 熱量 **158** 大卡 | 蛋白質 **8.5** 克 | 脂肪 **10** 克 | 纖維 **5** 克 | 碳水化合物 **6** 克

藍紋乳酪青花菜湯

4 人份
橄欖油／菜籽油 1 湯匙
洋蔥 1 顆，去皮切碎
青花菜 1 大顆（約 400 克），
　連梗略切
蔬菜／雞湯塊 1 塊
軟藍紋乳酪 75 克，如洛克福乳酪
　（Roquefort）

非斷食日
將四片煙燻豬腹培根以平底鍋乾
煎至酥脆，切小塊於食用前撒
上，搭配烤全穀麵包片。

這道湯品香濃暖胃，對腸道益菌也有好處。

1. 取大型不沾湯鍋熱油，拌炒洋蔥 5 分鐘，經常攪
　拌至其軟化。

2. 放入青花菜，將高湯塊揉碎入鍋，倒入 1 公升水
　煮至沸騰；轉小火煮 10 分鐘，偶爾攪拌至青花
　菜極其柔軟。

3. 離火，用手持攪拌棒攪拌至滑順，或待其冷卻倒
　入食物調理機操作。

4. 重新放回爐台加熱，拌入大部分的乳酪並調整調
　味；待湯熱透，若有需要可加點水；將剩餘乳酪
　揉碎撒上即可。

烹調技巧

★ 若有零剩的花椰菜可和青花菜一起煮，總重量維持
　400 克即可。

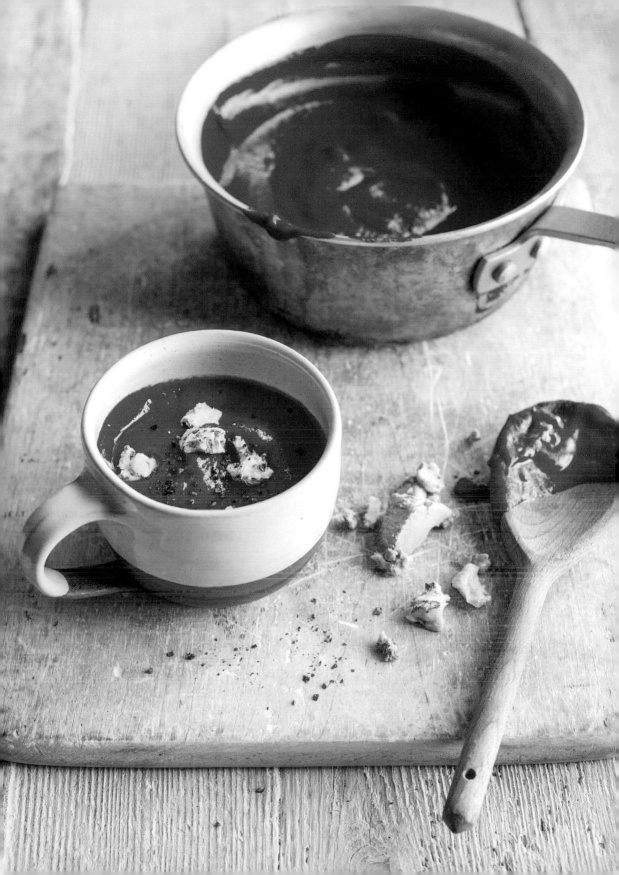

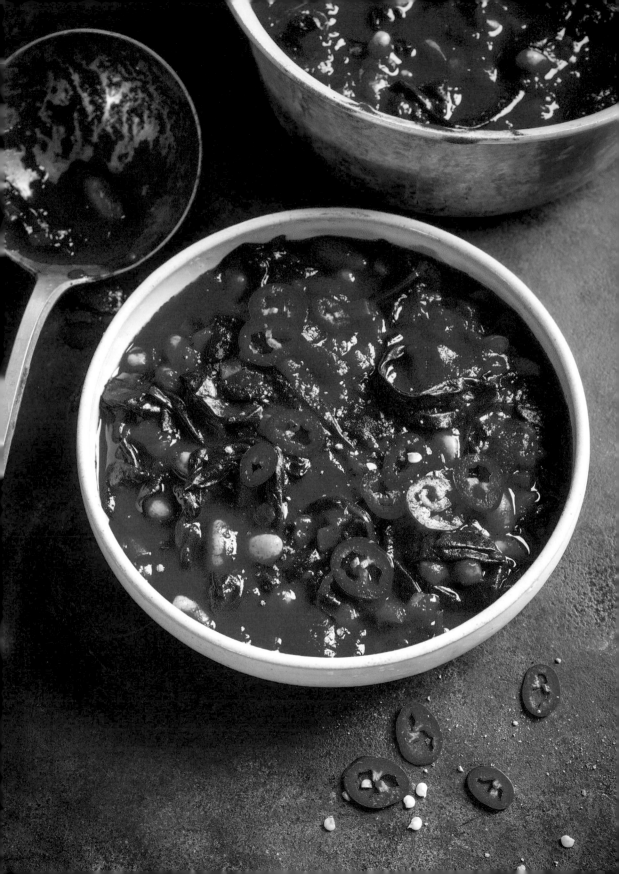

香料豆類菠菜湯

3 人份
橄欖油 1 湯匙
洋蔥 1 顆，去皮切碎
大蒜 1 大瓣，去皮拍碎
孜然粉 1 茶匙
哈里薩辣椒醬（harissa paste）
　1 湯匙
番茄塊 1 罐，400 克
白腰豆 1 罐，400 克，洗淨瀝乾
蔬菜湯塊 1 塊
冷凍菠菜 200 克

非斷食日
撒上培根丁以增添蛋白質，也可
淋上足量橄欖油，搭配一塊全穀
麵包。

使用常備或冷凍食材即可完成這道富含能量的湯。哈
里薩辣醬由紅椒和辣椒製成，在超市的世界食品區即
可找到。

1. 取大型不沾湯鍋熱油，拌炒洋蔥 5 分鐘，經常攪
　拌至其軟化。

2. 加入大蒜、孜然粉、哈里薩辣椒醬，翻炒幾秒鐘。

3. 加入番茄、白腰豆、揉碎蔬菜湯塊、500 毫升水
　及冷凍菠菜；攪拌煮至微滾（需要一段時間讓菠
　菜解凍）；再煮 10 分鐘，經常攪拌，視情況加
　水。

4. 以海鹽和黑胡椒粒調味即可。

烹調技巧

★ 加點新鮮辣椒薄片或 ½ 茶匙乾辣椒片，可使湯更
　帶勁。加入番茄時搭配一湯匙番茄糊使味道更濃
　郁，每份熱量僅多 5 大卡。

快煮番茄湯

2 人份
番茄塊 1 罐，400 克裝
白腰豆 ½ 罐，400 克裝，瀝乾
青蔥 2 根，修整略切
全脂天然希臘優格 30 克
羅勒葉 6 大片，另備裝飾
　（自由選擇）
橄欖油 1 湯匙
番茄糊 1 湯匙

一道即食午餐或晚餐，搭配豆類更有飽足感。

1. 將所有食材放入攪拌機攪拌至滑順，以海鹽和大量黑胡椒粒調味。

2. 倒入不沾湯鍋，加水攪拌至偏好濃度，小火慢煮。

3. 依口味再次調味，以碗或馬克杯盛裝，自由選擇加上羅勒葉。

5:2

非斷食日
搭配一片全穀／天然酸種種籽麵包，加入 1 湯匙切丁培根／西班牙香腸增添風味和蛋白質，自由淋上橄欖油。

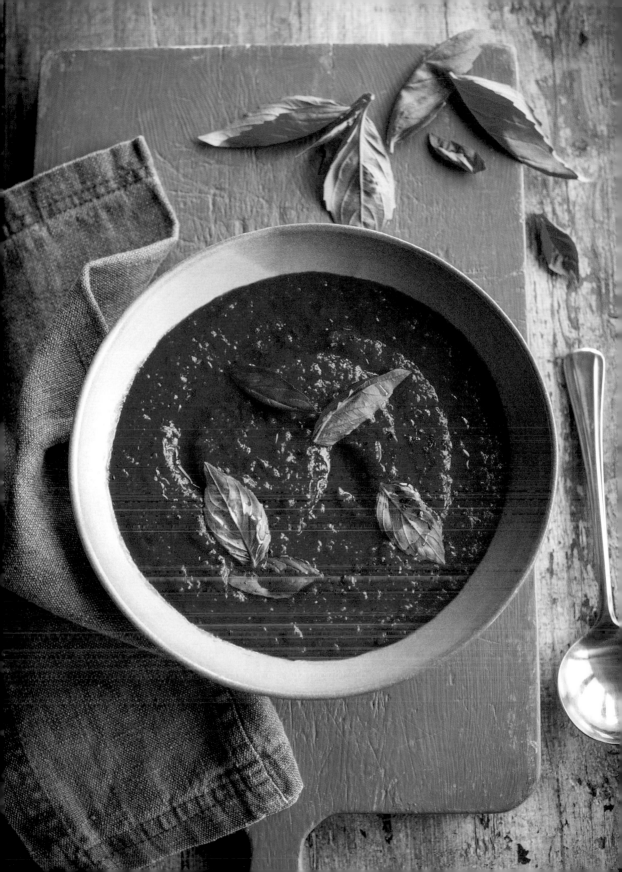

即食湯麵

2 人份
乾燥全穀麵／蕎麥麵 50 克
味噌 4 茶匙
生薑 20 克，去皮研末
黑醬油 2 湯匙
栗子蘑菇 4-6 顆，依大小而異
　（約 75 克），切薄片
嫩菠菜葉 1 大把
青蔥 4 根，修整切細絲
乾辣椒片 ½ 茶匙
烤腰果 25 克，略切
新鮮香菜 2 大把，葉子略切

非斷食日
添加額外蛋白質，如煮熟雞絲／
幾塊豆腐。

好吃的亞洲式湯麵，最適合帶便當。

1. 於湯鍋準備半鍋沸水，加入麵條待二次沸騰；煮 3-4 分鐘或依包裝指示至麵軟化；用篩網將水瀝乾，沖冷水冷卻後再次瀝乾。

2. 將味噌、生薑、黑醬油均分至兩個耐熱大罐子（或其他耐熱有蓋容器）。

3. 以蘑菇為底，依序放入煮熟麵條、菠菜、青蔥、辣椒片、腰果和香菜，加蓋冷藏。

4. 食用前，每罐加入 250-300 毫升沸水（約馬克杯斟滿），水位應會蓋過一半食材；稍微蓋上蓋子，靜置 2 分鐘使蔬菜軟化、麵條回溫。

5. 攪拌均勻，等 1-2 分鐘便能享用。

烹調技巧

★ 剛煮開的水足以加熱食材，但不算燙，可用微波爐將湯快速加熱。確定容器能耐微波，或用平底鍋加熱。

★ 乾麵條的份量有多種選擇，盡可能保持 50 克。

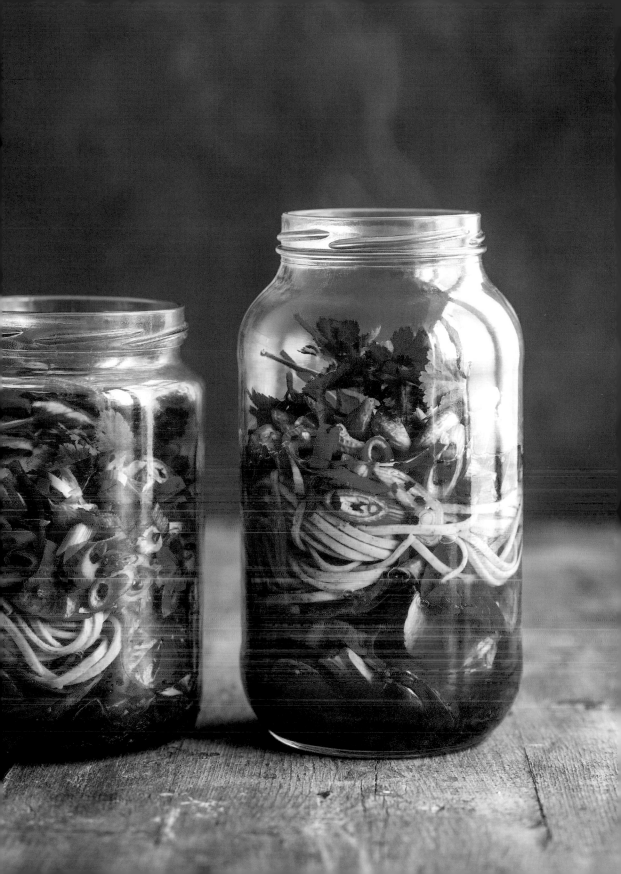

每份 | 熱量 **68** 大卡 | 蛋白質 **3** 克 | 脂肪 **4** 克 | 纖維 **1.5** 克 | 碳水化合物 **4** 克

蘑菇濃湯

4 人份
橄欖油 1 湯匙
洋蔥 1 大顆，去皮略切
栗子蘑菇／波特貝勒菇 300 克，
　切片
大蒜 2 大瓣，去皮拍碎
蔬菜／雞湯塊 1 塊
全脂牛乳 75 毫升

5:2

非斷食日
搭配一片烤全穀／天然酸種麵
包，淋上大量橄欖油。

這道奢華濃郁的蘑菇濃湯竟然這麼好做，熱量也出奇地低。別省略任何一個步驟，它們都有助於增添風味。

1. 取大型不沾湯鍋熱油；拌炒洋蔥 5 分鐘，經常攪拌至其軟化微焦。

2. 加入蘑菇、大蒜持續拌炒 5 分鐘（別把大蒜炒焦，不然會苦）。

3. 加入揉碎湯塊、600 毫升水，以海鹽及大量黑胡椒粒調味；沸騰後以小火微滾煮 10 分鐘，偶爾攪拌。

4. 離火，用手持攪拌棒攪拌至滑順，或待其冷卻倒入食物調理機操作。

5. 倒入牛乳重新加熱，再次調味。可額外加牛乳或水至偏好濃稠度，煮至熱透即可。

烹調技巧

★ 可依喜好換成植物奶，需調整熱量。75 毫升全脂牛乳的熱量為 47 大卡。

豌豆清雞湯

2 人份
橄欖油 1 湯匙
洋蔥 1 小顆，去皮切碎
剩餘煮熟雞肉 150 克，略切
新鮮雞高湯（見烹調技巧）500 毫升
冷凍豌豆 150 克

5:2

非斷食日
搭配烘烤全穀麵包，加上幾勺番茄乾或青醬。

這道簡易湯品將剩餘的烤雞或火雞物盡其用。若沒有新鮮高湯可改用優質雞湯塊。若喜歡可加入新鮮切碎香芹或龍蒿（tarragon）。

1. 取不沾湯鍋熱油，拌炒洋蔥 3-4 分鐘，經常攪拌至其軟化。

2. 加入雞肉、高湯、豌豆，以海鹽和黑胡椒粒調味；微滾後再煮 5 分鐘，偶爾攪拌。

3. 分盛至兩個預熱的碗即可。

烹調技巧

★ 製作雞高湯：將烤雞去皮，剩餘的部分放入大型不沾湯鍋；加入 ¼ 顆洋蔥、2 根紅蘿蔔切厚片、2 根芹菜切寬段、1 片月桂葉、¼ 茶匙乾燥百里香（1 小把新鮮百里香）、1 茶匙海鹽和 10 粒黑胡椒；煮至微滾——未沸騰，加蓋煮 1-4 小時，使營養素釋放；先用漏勺再用濾網過濾；冷卻後加蓋，放入冷藏可保存 2 天，或冷凍 3 個月。

咖哩雞扁豆湯

4 人份
橄欖油／椰子油 1 湯匙
洋蔥 1 顆，去皮切碎
甜椒 1 顆，顏色不拘，去籽切
　1.5 公分塊狀
中辣咖哩粉 2 湯匙
番茄塊 1 罐，400 克
雞湯塊 1 塊
乾燥去皮紅扁豆 50 克
冷凍菠菜 225 克
煮熟雞肉 200 克，略切
裝飾檸檬角

5:2

非斷食日
撒上幾匙烤杏仁，搭配一匙全脂
天然希臘優格／薄荷優格醬（頁
106）。

扁豆和菠菜為整道湯帶來大量纖維，特別飽足。

1. 取大型不沾湯鍋熱油，加入洋蔥、胡椒拌炒 5 分鐘至軟化；加入咖哩粉快速拌炒。

2. 倒入番茄煮至沸騰，不停攪拌幾分鐘；雞湯塊揉碎入鍋，加入 1 公升水。

3. 扁豆潤洗後和冷凍菠菜一起入鍋，煮至微滾；以海鹽及大量黑胡椒粒調味，適時攪拌煮 10 分鐘。

4. 加入雞肉煮 8-10 分鐘，經常攪拌至扁豆軟化、菠菜完全解凍。若收汁過頭再加點水。

5. 再次調味，以深碗盛湯搭配檸檬角即可。

烹調技巧

★ 素食版本以蔬菜湯塊和素肉取代雞肉。雞肉每 100 克含熱量 178 大卡，更換食材熱量須另計。

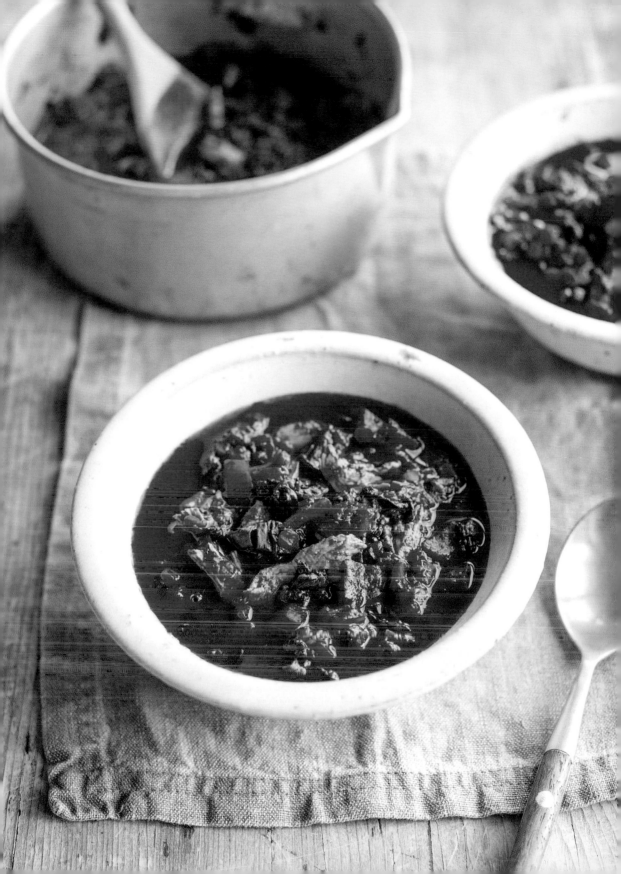

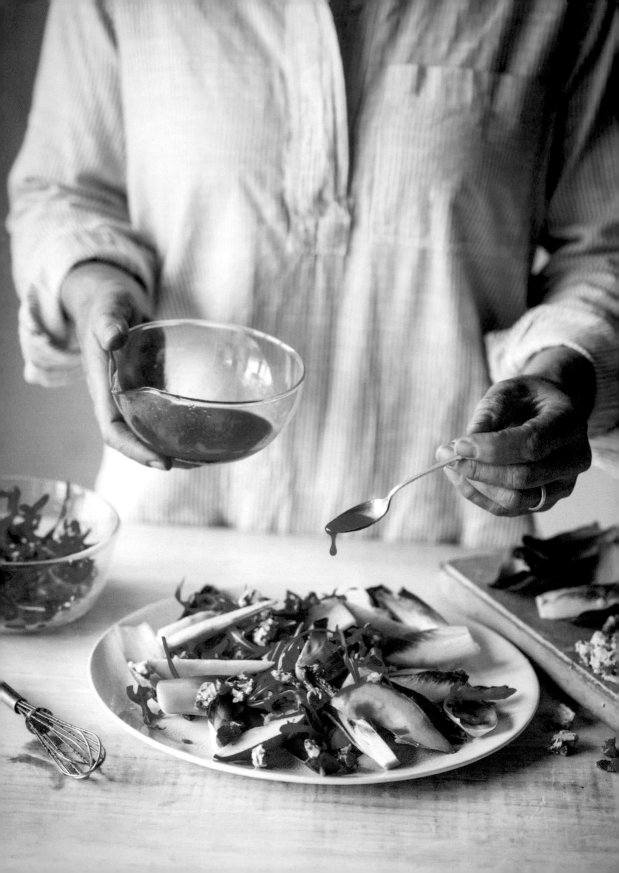

沙拉

本章節我們介紹多種沙拉，從益於腸道的藍紋乳酪核桃菊苣沙拉到色彩繽紛的鮭魚沙拉，無論午餐或晚餐輕食都能享用。地中海式的理想生活型態是在正午食用當日主餐，傍晚則吃一頓輕食，中間能來個提神醒腦的午覺更是完美！

部分沙拉為蔬食——若想添加肉類或蛋白質，見頁240，其中許多都很適合帶便當。

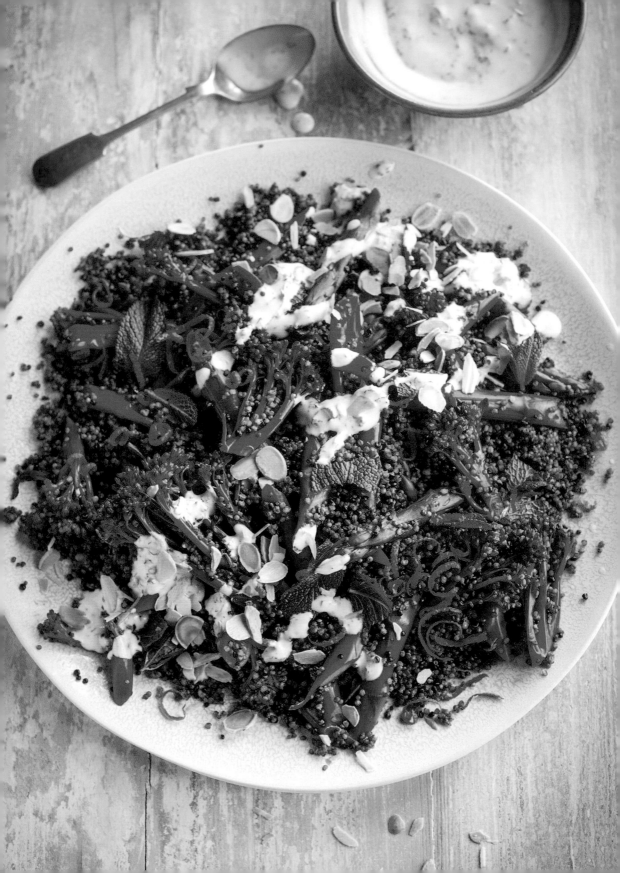

未達
400
大卡

藜麥青花菜蘆筍沙拉

2 人份
藜麥 100 克（最好混和白、紅、黑
　三種藜麥）
長梗青花菜 100 克，修整後切三段
蘆筍 100 克，修整後切三段
烤杏仁 25 克（頁 18）

薄荷優格醬材料
全脂天然希臘優格 50 克
特級初榨橄欖油 1 湯匙
新鮮碎薄荷 1 湯匙
檸檬皮與汁 ½ 顆
孜然粉 1 撮

非斷食日
加幾塊費達乳酪和額外的杏仁。

一道搭配開胃檸檬醬汁的飽足沙拉，很適合搭配烤肉
或烤魚。可多加點綠葉蔬菜或芝麻葉等沙拉用料。

1. 準備 ⅓ 鍋沸水，倒入藜麥，煮 12-15 分鐘，經常
　攪拌至軟化即可。待藜麥煮好，c 字形的麥糠會
　浮至水面。將藜麥倒入篩網，以冷水沖洗瀝乾，
　用湯匙擠壓將多餘的水分排出。

2. 同時，準備另一鍋沸水，加入青花菜和蘆筍煮 3
　分鐘，瀝乾並以冷水沖洗。

3. 製作沙拉佐醬，將全部材料放入小碗攪拌，加點
　冷水避免太稠不好倒；用海鹽及黑胡椒粒調味。

4. 將藜麥、蘆筍、青花菜和杏仁片放入另一個碗混
　合，以海鹽和黑胡椒粒調味，食用前淋上醬汁。

烹調技巧

★ 若有時間，蘆筍和青花菜可用火烤代替水煮，增添
　美妙的炭烤風味。

★ 每湯匙醬汁含熱量 84 大卡，可搭配任何沙拉，需
　計算額外熱量。

未達 **400** 大卡 | 每份 | 熱量 **322** 大卡 | 蛋白質 **10** 克 | 脂肪 **27.5** 克 | 纖維 **3.5** 克 | 碳水化合物 **6.5** 克

希臘風沙拉

1 人份
小黃瓜 ½ 根（約 200 克），縱向
　對切後切厚片
熟成番茄 2 顆，各切八塊
費達乳酪 100 克，切小塊
紫洋蔥 ½ 顆，去皮切薄片
去核黑橄欖 50 克（卡拉馬塔
　〔Kalamata〕為佳），瀝乾
綜合生菜 50 克

簡易檸檬醬材料
新鮮檸檬汁 1 湯匙
特級初榨橄欖油 2 湯匙

5:2

非斷食日
撒上綜合堅果碎／種籽，搭配一
小塊全穀口袋餅。

這道經典的希臘沙拉裝入罐子或有蓋容器都很適合帶便當。當然，在家中也可用碗盛裝。

1. 製作沙拉醬，將檸檬汁、橄欖油、一撮海鹽和大量黑胡椒粒放入小碗充分攪拌，分裝至兩個罐子。

2. 將小黃瓜、番茄、費達乳酪、洋蔥、橄欖分裝至兩個罐子，放上綜合生菜；綜合生菜和底層醬汁應保持分離，至食用前才混合均勻；蓋上蓋子冷藏備用。

3. 食用前搖一搖，可直接用罐子吃，或倒入餐盤上桌。

烹調技巧

★ 想替醬汁加味，可加入一小瓣蒜末和一撮綜合乾香草。

★ 每湯匙醬汁含熱量 66 大卡。可搭配任何沙拉，需計算額外熱量。

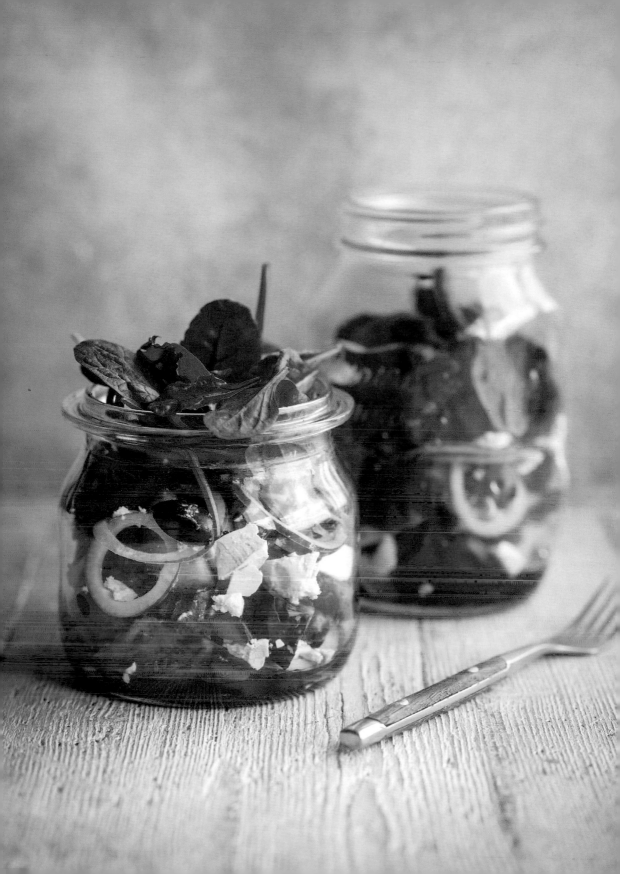

每份 | 熱量 **335** 大卡 | 蛋白質 **9** 克 | 脂肪 **29** 克 | 纖維 **3** 克 | 碳水化合物 **8** 克

有益腸道的藍紋乳酪核桃菊蒿沙拉

2 人份
核桃 20 克，略切
菊蒿 2 顆，紅色／白色
芝麻葉／西洋菜和嫩菠菜葉 一大把
熟成清脆的梨子 1 顆（約 125 克），
　切 ¼，去核切片
軟藍紋乳酪 65 克，如洛克福乳酪
　（Roquefort）

蘋果醋材料
天然蘋果醋 1 湯匙
特級初榨橄欖油 2 湯匙

5:2

非斷食日
撒上一把核桃，搭配幾片烘烤全穀
麵包厚片沾橄欖油；或當作其他餐
點的配菜。

這道沙拉的菊蒿和核桃含有益於腸道的水溶性纖維，能夠協助結腸內的益生菌生成重要營養素，並保護腸道內壁。適合當作開胃菜，可在食用主食前促進消化機能。

1. 取小平底鍋，將核桃以中火翻炒 2-3 分鐘至微焦，倒至砧板上。

2. 菊蒿修整後自根部切六薄片，將葉片剝開，較大片的再縱向對切；洗淨葉片並充分瀝乾。

3. 將菊蒿排列於盤子，鋪上梨子和芝麻葉；將乳酪切小塊、核桃略切碎撒上。

4. 製作醬汁，將蘋果醋和橄欖油倒入小碗，用海鹽及黑胡椒粒調味，混合均勻；淋上沙拉拌勻即可。

烹調技巧

★ 每湯匙醬汁含熱量 66 大卡。可搭配任何沙拉，需計算額外熱量。

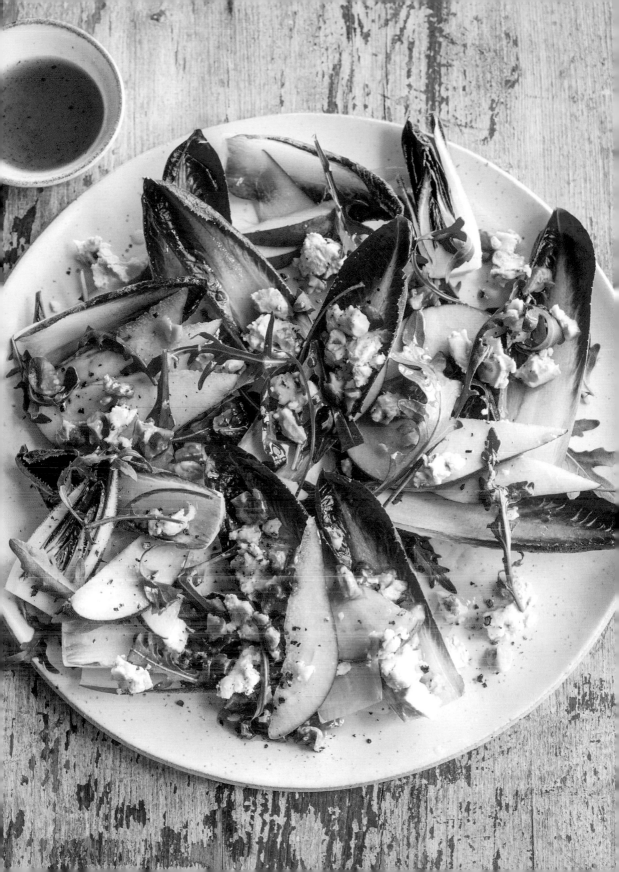

未達 **500** 大卡

每份 | 熱量 **495** 大卡 | 蛋白質 **26** 克 | 脂肪 **40** 克 | 纖維 **5** 克 | 碳水化合物 **7** 克

雞肉培根酪梨沙拉

2 人份
煙燻豬腹培根 4 片
綜合生菜 100 克
聖女小番茄 8-10 顆，對切
煮熟雞胸肉 100 克，切片
酪梨 1 顆，去皮去核，切片
　（技巧，頁 40）

芥末醬材料
特級初榨橄欖油 2 湯匙
紅／白葡萄酒醋 1 茶匙
第戎（Dijon）芥末醬 1 茶匙
液態蜂蜜 1 茶匙

非斷食日
撒上微炒過的榛果或幾湯匙烤綜合種籽。每份可搭配幾湯匙全穀物，如煮熟珍珠薏仁和扁豆（有市售整包預煮的）。

醬汁中的少量蜂蜜完美搭配培根的鹹味。

1. 製作沙拉佐醬，將橄欖油、葡萄酒醋、芥末醬、蜂蜜倒入小碗攪拌至黏稠；用海鹽和大量黑胡椒粒調味。

2. 培根放入小型不沾平底鍋，每面以中火煎 2 分鐘至酥脆，置於砧板略切。

3. 綜合生菜均分兩盤，放上聖女小番茄、雞肉片、酪梨和培根。

4. 淋上芥末醬，稍微攪拌即可。

烹調技巧

★ 可購買預煮雞胸肉並去皮，或自行烘烤去皮無骨雞胸肉。

★ 每湯匙醬汁含熱量 65 大卡。可搭配任何沙拉，需計算額外熱量。

未達 **400** 大卡

香料雞肉沙拉

2 人份

去皮無骨雞胸 2 塊，（各約 175 克），略切 3 公分塊狀
全脂天然希臘優格 2 湯匙
印度香料咖哩糊（tikka curry paste）1 湯匙
椰子油／菜籽油 1 湯匙
小寶石蘿蔓 2 顆，修整剝開菜葉
番茄 2 顆，略切
紫洋蔥 ½ 小顆，去皮切碎
新鮮香菜末 2 湯匙
新鮮薄荷葉，裝飾（自由選擇）
檸檬／萊姆角，裝飾

5:2

非斷食日
搭配 2-3 湯匙冷卻糙米飯、烤杏仁片及薄荷優格醬（頁 106）。

超美味雞肉沙拉，當午餐輕食太棒了。

1. 將雞肉、優格和咖哩糊於碗中混勻，加蓋冷藏至少醃一小時，數小時或隔夜尤佳。

2. 取大型不沾平底鍋熱油，加入雞肉，用一大撮海鹽和黑胡椒粒調味；煎 6-8 分鐘，不時翻面至熟透略焦。若要帶便當先置涼。

3. 蘿蔓均分至兩個寬口碗或有蓋容器。

4. 將番茄、洋蔥、香菜放入小碗混合，以海鹽及黑胡椒粒調味，撒在蘿蔓上。

5. 放上咖哩雞，若想要可加點薄荷葉，附上檸檬／萊姆角配食。若非立即食用需放入冷藏。

烹調技巧

★ 務必選用優質香料咖哩糊醃漬雞肉而非咖哩醬。若買不到，可用 1 茶匙辣味煙燻紅椒粉和 2 茶匙中辣咖哩粉代替。

凱薩雞肉沙拉

2 人份
小寶石蘿蔓 2 顆，修整剝開菜葉
聖女小番茄 12 顆，對切
煮熟雞胸肉 200 克，切小塊／細絲
綜合種籽 10 克
帕瑪森乳酪粉（Parmesan）20 克

香草優格醬材料
全脂天然希臘優格 75 克
大蒜 ½ 小瓣，去皮拍碎
綜合乾香草 1 撮
特級初榨橄欖油 1 湯匙

非斷食日
增加份量並添加種籽。

綜合種籽用於取代常見的麵包丁，嚼勁不變，營養多更多。

1. 製作醬汁，將優格、大蒜、香草、油和 2 湯匙冷水於碗中拌勻；用海鹽和大量黑胡椒粒調味。

2. 蘿蔓洗淨瀝乾，葉片均分至兩個淺盤或有蓋容器，撒上小番茄。

3. 鋪上雞肉，撒上綜合種籽和乳酪粉，淋上醬汁，以黑胡椒粒調味即可。

烹調技巧

★ 若要帶便當，將醬汁裝入有蓋容器，於食用前淋上。沙拉和醬汁需冷藏。

★ 每湯匙醬汁含熱量 34 大卡。可搭配任何沙拉，需計算額外熱量。

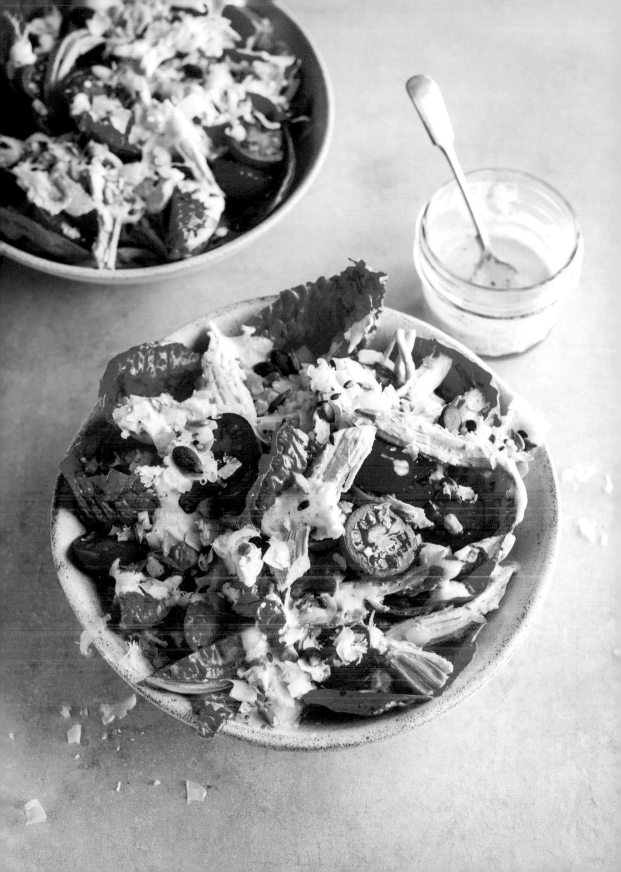

每份 | 熱量 **542** 大卡 | 蛋白質 **33** 克 | 脂肪 **35.5** 克 | 纖維 **6** 克 | 碳水化合物 **20** 克

鮭魚沙拉

2 人份
全穀／綜合糙米 25 克
冷凍毛豆／豌豆 75 克
鮭魚片 2 片，各 120 克
芝麻 1 茶匙
乾辣椒片 一撮（自由選擇）
嫩菠菜葉／各式嫩沙拉菜葉
　　2 大把
酪梨 ½ 顆，去皮去核切塊
　　（技巧頁 40）
紅蘿蔔 1 根，修整刨粗絲
青蔥 2 根，修整切蔥花
蘿蔔 4 顆，修整切片
萊姆角，裝飾

萊姆醬油材料
黑醬油 2 湯匙
麻油 1 湯匙
新鮮萊姆汁 1 茶匙
液態蜂蜜 1 茶匙

非斷食日
選較大片的鮭魚——得多烤幾分
鐘。增加飯量，或以胡桃南瓜丁
搭配鮭魚（需多烤 10 分鐘）。

趁熱吃，當作午餐或晚餐都很美味。亦可用有蓋容器
裝妥，當作營養飽足的便當。

1. 烤箱預熱攝氏 200 度／旋風式攝氏 180 度／瓦斯
　　6 檔；小烤盤鋪上錫箔紙。

2. 取小湯鍋準備半鍋沸水；加入糙米煮 20 分鐘至
　　軟化；加入毛豆／豌豆，待煮沸後立即將水倒
　　掉。

3. 製作醬汁，將醬油、麻油、萊姆汁、蜂蜜於小碗
　　拌勻。

4. 將鮭魚帶皮面朝下放入備用烤盤，淋上 2 茶匙醬
　　汁；撒上芝麻，辣椒片可自由選擇。烤 10-12 分
　　鐘，或剛好熟（叉子能將鮭魚肉輕易分開）。

5. 將菜葉、米飯、毛豆／豌豆均分兩碗；於菜葉周
　　圍放酪梨、紅蘿蔔、蔥花和蘿蔔；放上大塊鮭
　　魚（去皮）；淋上剩餘醬汁，搭配萊姆角食用即
　　可。

烹調技巧

★ 哪怕只需要單人份也可以製作整份食譜，將另一份
　　冷藏至隔天食用。

★ 每湯匙醬汁含熱量 34 大卡，不含蜂蜜。可搭配任
　　何沙拉，需計算額外熱量。

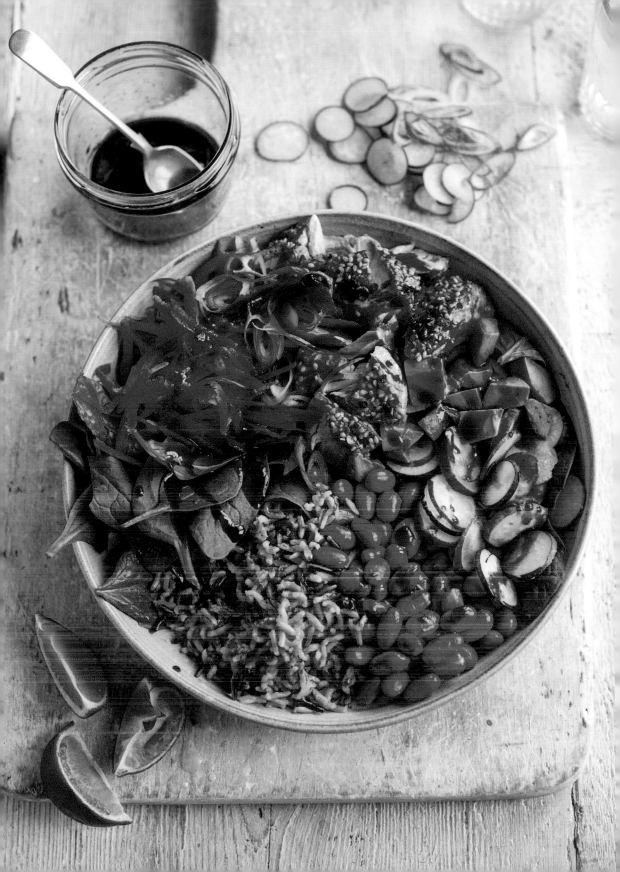

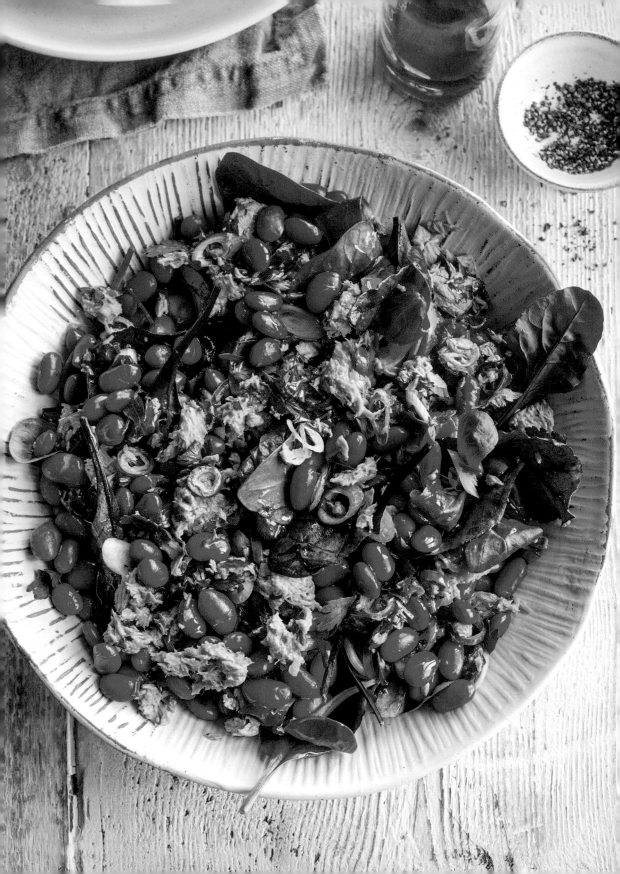

毛豆鮪魚沙拉

2 人份
冷凍毛豆 200 克
青蔥 2 根，修整切蔥花
橄欖油漬鮪魚 1 罐，110 克
新鮮平葉香芹／香菜 15 克，
　葉子略切
天然蘋果醋 1½ 湯匙
特級初榨橄欖油 3 湯匙
芝麻葉／綜合生菜 2 大把

5:2

非斷食日
增加份量，每份搭配幾湯匙煮熟
全穀穀物，如藜麥或珍珠薏仁
（有市售整包預煮的）。

毛豆富含蛋白質及纖維，加入任何沙拉都很棒。這類
多用途的豆子吃起來清脆爽口。

1. 將毛豆倒入耐熱碗，注入剛煮沸的水；攪拌並靜
　置 1 分鐘待其解凍（無須烹煮）；將水倒掉，用
　冷水沖洗。

2. 碗內放入毛豆、蔥花、鮪魚及香芹，用叉子將鮪
　魚分散；淋上蘋果醋和橄欖油，以海鹽及大量黑
　胡椒粒調味後拌勻。

3. 食用前拌入菜葉。

烹調技巧

★ 罐裝鮪魚份量不一，有些不需瀝乾。只要淨重保持
　110 克，熱量便相去不遠。

★ 取一片乾海苔，切片後撒入，可增添風味及 omega-3
　脂肪酸。若想帶點嚼勁，撒上一撮乾辣椒片。

未達 **500** 大卡 | 每份 | 熱量 **421** 大卡 | 蛋白質 **16.5** 克 | 脂肪 **36.5** 克 | 纖維 **5** 克 | 碳水化合物 **4** 克

蟹肉櫛瓜酪梨沙拉

2 人份
松子 20 克
櫛瓜 2 根（各約 250 克），修整
酪梨 1 小顆，去皮去核切丁
　（技巧，頁 40）
芝麻葉 2 大把
罐頭／新鮮蟹肉 100 克
紅辣椒 1 根，切薄片／切丁
　（自由選擇）

萊姆醬汁材料
特級初榨橄欖油 3 湯匙
新鮮萊姆汁 1 湯匙
全穀芥末醬 ½ 茶匙
新鮮薄荷 1 湯匙，切碎

非斷食日
搭配烤全穀麵包和橄欖油。

麥克和我小時候都住在海邊，愛吃各種海鮮。這道夏日超級沙拉非常健康，還包含人體常缺少的礦物質，如硒和碘。

1. 製作醬汁，將橄欖油、萊姆汁、芥末醬、薄荷於小碗拌勻。

2. 松子放入小平底鍋，以中火翻炒 1-2 分鐘至微焦，盛盤備用。

3. 用削皮刀將櫛瓜刨成長條寬狀，放入寬口碗；加入酪梨與芝麻葉，用海鹽與黑胡椒粒調味，稍微混合。

4. 撒上蟹肉、松子，辣椒片自由選擇；淋上醬汁即可。

烹調技巧

★ 魚販或超市有販賣小份手工剝取蟹肉。

★ 每湯匙醬汁含熱量 75 大卡。可搭配任何沙拉，需計算額外熱量。

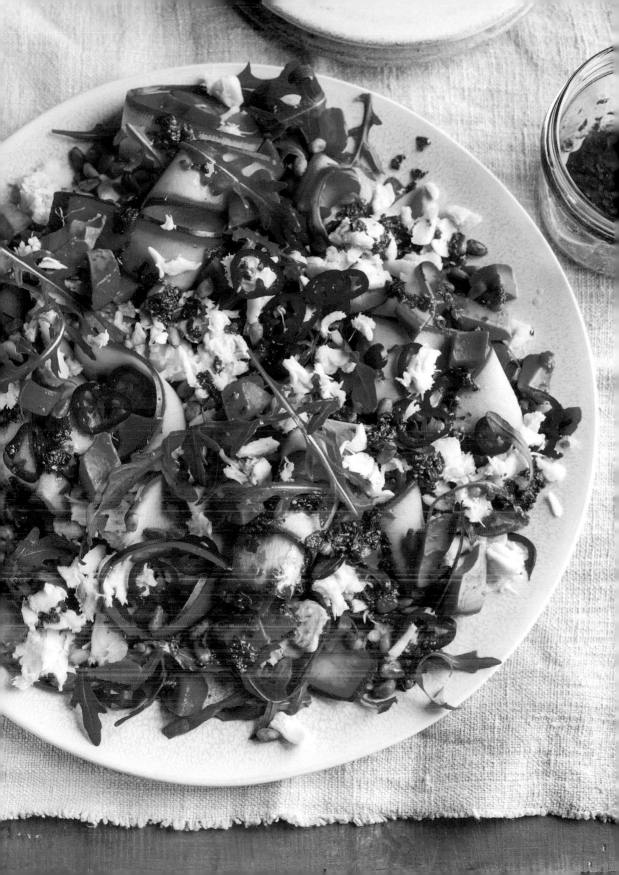

每份 ┃ 熱量 **362** 大卡 ┃ 蛋白質 **30** 克 ┃ 脂肪 **23** 克 ┃ 纖維 **4.5** 克 ┃ 碳水化合物 **7** 克

鮪魚尼斯（Niçoise）沙拉

2 人份
四季豆 100 克，修整對切
花椰菜 100 克，切朵狀
蛋 2 顆，冷藏
綜合生菜 50 克
聖母小番茄 8 顆，對切
橄欖油漬鮪魚 1 罐，110 克
油漬鯷魚 30 克，瀝油
黑／綠橄欖 40 克，去核

香濃蒜味優格醬材料
特級初榨橄欖油 1 湯匙
全脂天然希臘優格 50 克
大蒜 ½ 小瓣，去皮拍碎

非斷食日
增加份量。

這道經典沙拉用花椰菜取代傳統馬鈴薯，改走低碳路線。

1. 製作醬汁，將橄欖油、優格、蒜末和 2 湯匙冷水於小碗拌勻；用海鹽及黑胡椒粒調味。

2. 取小平底鍋準備半鍋沸水，放入四季豆和花椰菜，煮沸後再煮 3 分鐘；以漏勺取出，放入冷水。

3. 將鍋中的水再次煮沸，加入蛋煮 8 分鐘；以漏勺舀出，放入另一碗冰水。

4. 將四季豆及花椰菜瀝乾，均分兩盤，搭配綜合生菜及聖女小番茄。

5. 蛋剝殼切 ¼，和鮪魚、鯷魚及橄欖一同放上沙拉。

6. 淋上醬汁即可。

烹調技巧

★ 若使用非冷藏蛋，烹調時間可縮短 1-2 分鐘。
★ 每湯匙醬汁含熱量 41 大卡。可搭配任何沙拉，需計算額外熱量。

自製高麗菜沙拉

4 人份
**全脂天然優格 100 克，希臘優格
為佳**
優質美乃滋 100 克
紫高麗菜 ¼ 顆（約 200 克）
紅蘿蔔 1 根，修整略刨長絲
青蔥 2 根，修整切蔥花
**芹菜梗 1 根，修整切薄片（自由
選擇）**

非斷食日
增加份量或搭配一小塊全穀口袋
餅。

一道清脆且色彩紛呈的沙拉，為任何餐點增添豐富纖
維。

1. 將優格、美乃滋、2 湯匙冷水及少量黑胡椒於大
   碗混合。

2. 將高麗菜受損的葉片及菜心剔除，剩餘的部分切
   細絲，淋上優格醬。

3. 加入紅蘿蔔、蔥花，芹菜自由選擇，混合均勻。

烹調技巧

★ 加入 50 克堅果碎（每份熱量 74 大卡）、100 克煮
熟雞肉絲（每份熱量 44 大卡），或 100 克火腿片
（每份熱量 127 大卡），即為兩人份輕食。

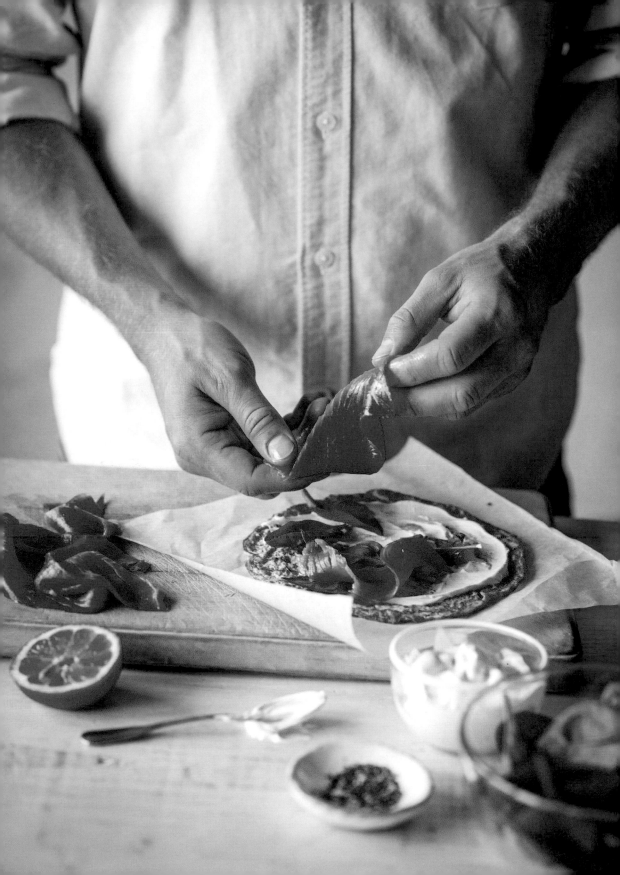

便當餐

不論在辦公室工作、值勤輪班或出門旅遊，想要吃得健康並不容易。「未雨綢繆」是本章的重點，所有食譜都能輕鬆預先準備。提供快速、美味的餐點讓你飽足滿意，即便是斷食日，也能免於甜食、澱粉類和加工食品的誘惑。

備註：多數餐點須備有保冷袋或置於冰箱冷藏，亦可當作隨身早餐。

蘿蔓捲 —— 三吃

將蘿蔓當作三明治的新式「麵包」。多數人每天至少有一餐食用澱粉類三明治,其實捨棄麵包只吃內餡會更健康。若需外帶,以錫箔紙包覆蘿蔓捲使其固定即可。

2 人份
蘿蔓 1 顆

1. 剝開外圍葉片,保留 6-8 片作底;小片菜葉切絲放入碗裡。

2. 將其餘食材放入碗裡,用海鹽及黑胡椒粒調味拌勻。

3. 將餡料舀入蘿蔓葉即可。

烹調技巧

★ 若僅需一人份,可將剩餘餡料冷藏至隔天食用。

★ 若買不到地中海風鮪魚捲所需的醃漬辣甜椒,可改用任何罐裝烤甜椒加一撮辣椒片。

地中海風鮪魚捲

橄欖油漬鮪魚 1 罐,110 克
紫洋蔥 ½ 小顆,去皮切絲
罐裝醃漬辣甜椒(Peppadew)20 克,瀝乾切片
聖母小番茄 10 顆,切 ¼
去核黑／綠橄欖 40 克,瀝乾對切
特級初榨橄欖油 1 湯匙

5:2

非斷食日
添加酪梨塊或份量加倍。

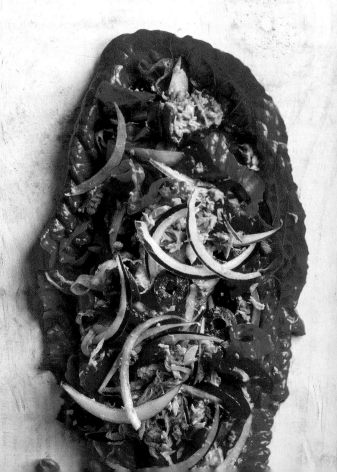

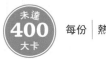

美乃滋明蝦捲

明蝦 100 克，煮熟去殼，冷凍得先解凍

優質美乃滋 25 克

減糖番茄醬 2 茶匙

聖母小番茄 8 顆，切 ¼

小黃瓜 ¼ 根（約 100 克），略切 1 公分塊狀

5:2

非斷食日
份量加倍。

青醬豆沙拉捲

綜合豆子 ½ 罐，每罐 400 克，瀝乾洗淨

紫洋蔥 ¼ 小顆，去皮切碎

罐裝烤甜椒 50 克，瀝乾切塊

莫札瑞拉乳酪球（mozzarella）125 克，
　瀝乾對切

新鮮羅勒青醬 2 湯匙

5:2

非斷食日
淋上特級初榨橄欖油並添加酪梨塊。

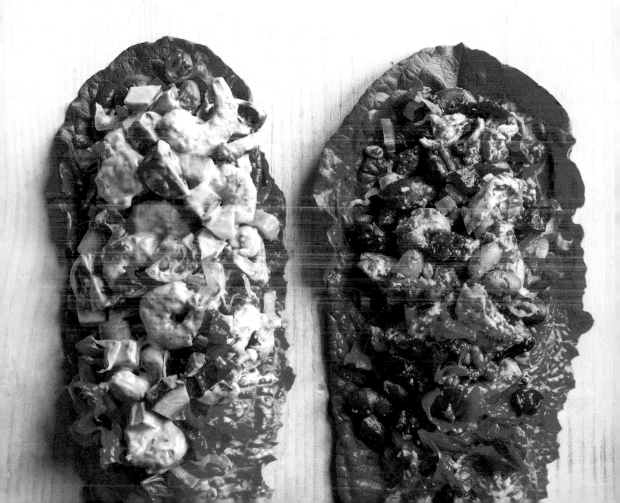

鮪魚海苔飯捲

2 人份
橄欖油漬鮪魚 1 罐，60 克
優質美乃滋 1 湯匙
新鮮萊姆汁 1 湯匙
海苔 2 片，每片約 20 平方公分
酪梨 ½ 顆，去核去皮搗碎
（技巧，頁 40）
糙米飯 150 克，煮熟冷卻
小黃瓜 25 克，切長條

沾醬材料
黑醬油 2 湯匙
辣椒片 ¼ 茶匙

5:2

非斷食日
增加份量。

這道美味壽司風的海苔捲能提供最棒的海洋 omega-3 魚油和碘，並且極容易製作。海苔是一種乾海藻，常以正方形片狀出售；在大型超市或專賣店的日式或世界食材區都買得到。

1. 將鮪魚倒入小碗壓碎，與美乃滋、萊姆汁和黑胡椒粒拌勻。

2. 海苔鋪在砧板上，反光面朝下，鋪上近一半的酪梨；加入一半的飯，以湯匙背輕壓。

3. 取一半鮪魚餡，直線置於米飯中央，旁邊放上小黃瓜條。

4. 雙手將海苔包住餡料捲起；修整邊緣後切六份，剩餘的海苔和餡料比照辦理。

5. 製作沾醬，混合黑醬油和辣椒片，隨海苔捲上桌。

烹調技巧

★ 若要帶便當，用保鮮膜或錫箔紙包妥勿切。

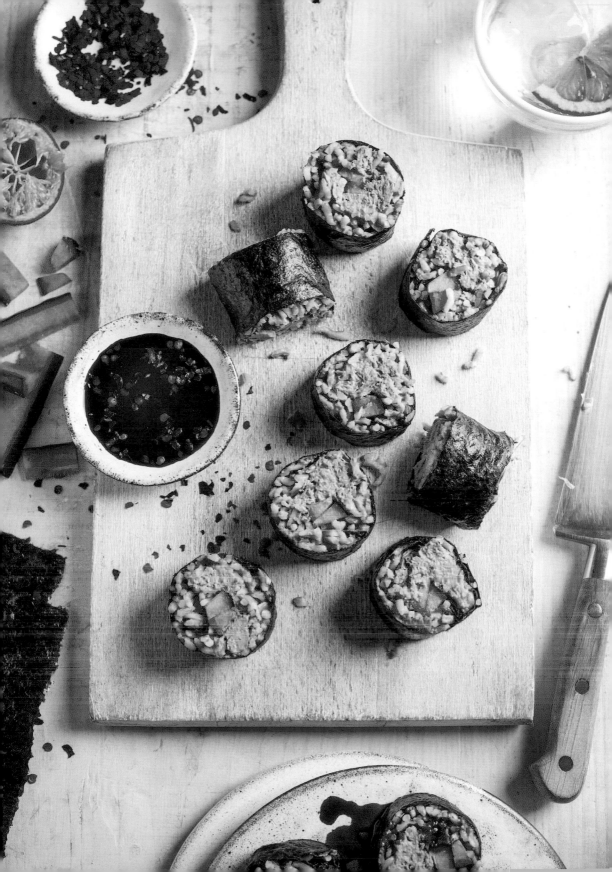

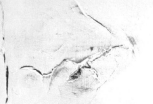

低碳歐姆蛋捲

代替三明治的好選擇,可前一晚做好帶去上班。依照以下步驟製作蛋皮,再從三種餡料擇一。

1 人份
蛋 1 大顆
橄欖油/菜籽油 ½ 茶匙

1. 將蛋打入碗裡,攪拌至滑順;用黑胡椒粒調味。

2. 取不沾平底鍋抹油(鍋底小於 19 公分),中火加熱。

3. 將蛋液倒入鍋內,旋轉至完全覆蓋鍋底;煎 1-2 分鐘至其定型。

4. 用鍋鏟鬆開蛋皮,翻面再煎 10 秒鐘;倒置於砧板上,靜置冷卻幾分鐘。

烹調技巧

★ 若沒有小平底鍋,可用大的並將份量加倍。將蛋皮切半,供兩人食用;或將另一半冷藏至隔天。

★ 若要帶便當,用錫箔紙包緊,裝入有蓋容器冷藏。

5:2

非斷食日
來兩份吧!

煙燻鮭魚乳酪蛋捲

中脂軟乳酪 15 克(約 1 湯匙),如菲力奶油乳酪(Philadelphia)
煙燻鮭魚 50 克(約 2 片)
綜合生菜/嫩菠菜葉 一小把

1. 蛋皮鋪滿乳酪,以黑胡椒粒調味,放上鮭魚和菜葉。

2. 捲緊蛋皮,斜切即可上桌。

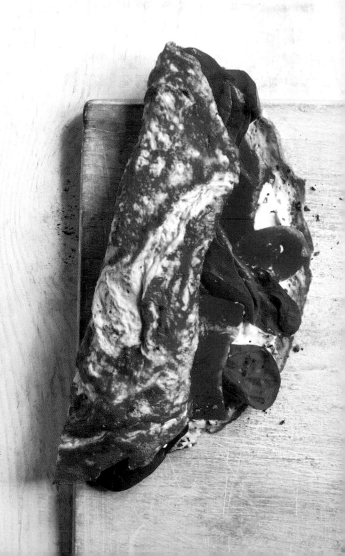

香料火腿乳酪蛋捲

優質美乃滋 1 茶匙
煙燻火腿 1 片（約 20 克）
熟成切達乳酪 15 克，刨細絲
罐裝烤紅甜椒 2 片（約 50 克），瀝乾切絲
綜合生菜　一小把

1. 蛋皮輕抹一層美乃滋，以黑胡椒粒調味，放上火腿、乳酪絲、甜椒和生菜。

2. 捲緊蛋皮，斜切即可上桌。

鷹嘴豆泥紅蘿蔔菠菜蛋捲

橄欖油鷹嘴豆泥 30 克（約 2 湯匙）
紅蘿蔔 1 小根，修整略刨絲
嫩菠菜葉　一小把

1. 蛋皮輕抹一層鷹嘴豆泥，以海鹽及黑胡椒粒調味，放上紅蘿蔔絲和菠菜。

2. 捲緊蛋皮，斜切即可上桌。

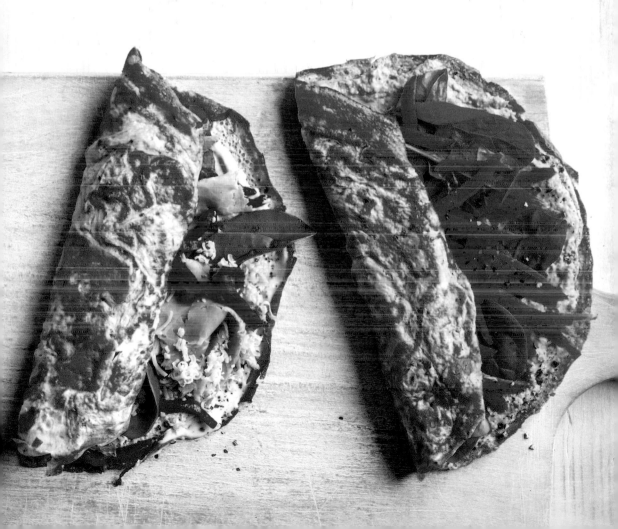

超省時午餐便當

兩個簡易的午餐點子，能用家中現有食材輕鬆完成。可依喜好搭配全穀麵包、黑麥麵包或天然酸種脆餅，別忘記熱量另計。

 每份 | 熱量 **339** 大卡

 每份 | 熱量 **257** 大卡

甜菜根沙丁魚抹醬

1 人份
橄欖油漬沙丁魚 1 罐，120 克
罐裝醋漬甜菜根 5 片（約 50 克），瀝乾略切
優質美乃滋 1 湯匙

1. 沙丁魚瀝乾，倒入小碗搗碎。
2. 拌入其餘食材，以海鹽及黑胡椒粒調味。

甜玉米鮪魚抹醬

1 人份
油漬鮪魚 1 罐，60 克
甜玉米粒 ½ 罐，每罐 198 克，瀝乾
優質美乃滋 1 湯匙
酸黃瓜（gherkin）1 根，切塊

1. 所有材料於小碗拌勻，以海鹽及黑胡椒粒調味。

每份 | 熱量 **298** 大卡 | 蛋白質 **17** 克 | 脂肪 **24.5** 克 | 纖維 **0.5** 克 | 碳水化合物 **2** 克

麥克黑胡椒鯖魚抹醬

4 人份

煙燻黑胡椒鯖魚 3 片（約 270 克），
去皮切塊

中脂軟乳酪 150 克，如菲力奶油
乳酪（Philadelphia）

檸檬皮與汁 ½ 小顆

綜合蔬菜棒（如芹菜、紅蘿蔔、
櫛瓜）或朵狀花椰菜，搭配食用

5:2

非斷食日
搭配種籽脆餅或黑麥麵包條。

我記得麥克在就讀醫學院製作這道菜時，將食材全部搗碎只花兩分鐘——依舊好吃。冷藏可保存達三天。

1. 將鯖魚、乳酪、檸檬皮和汁倒入碗裡，以大量黑胡椒粒調味，以叉子用力搗碎。想要滑順的口感，可用手持攪拌器或調理機的瞬轉功能攪拌。

2. 調味後以小碟子盛裝，搭配蔬菜棒；或是抹在櫛瓜片，當作低碳布利尼薄餅（blinis）食用。（不必擔心蔬菜棒的熱量。）

烹調技巧

★ 加幾滴辣椒醬（Tabasco）更夠味。
★ 若喜歡可用未含黑胡椒的煙燻鯖魚。

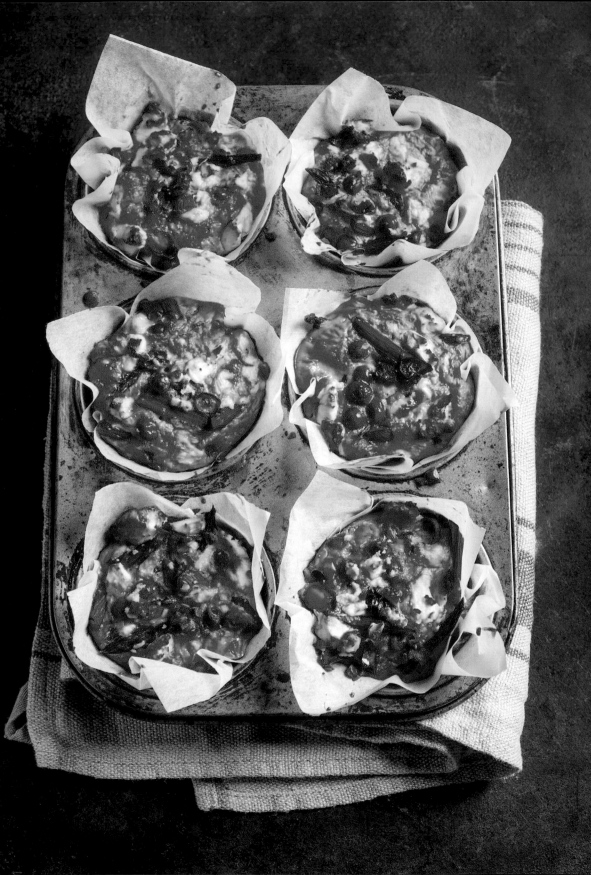

蘆筍豌豆薄荷義式蛋瑪芬

6 人份
橄欖油／菜籽油 2 茶匙
細蘆筍 150 克，修整，每 2-3 公分
　切段
冷凍豌豆 100 克
青蔥 4 根，修整切蔥花
新鮮薄荷 3-4 湯匙，切碎
蛋 6 大顆
費達乳酪 65 克，剝小塊

非斷食日
搭配一個瑪芬和含醬汁的沙拉，
撒上烤種籽。

冷熱皆宜的美味便當，可搭配大份沙拉或現煮蔬菜。

1. 烤箱預熱攝氏 200 度／旋風式攝氏 180 度／瓦斯 6 檔。將 6 入瑪芬烤盤抹油；剪 6 張不沾黏烘焙紙（約 10 平方公分），圍繞在烤盤內圈，突出的部分保留。

2. 準備 ⅓ 大鍋沸水，放入蘆筍煮 4 分鐘；放入豌豆再煮 1 分鐘；將蔬菜充分瀝乾，連同蔥花、薄荷倒入大碗。

3. 另取一個碗打蛋，用一撮海鹽及大量黑胡椒粒調味。

4. 將蔬菜均分至 6 個模具，撒上費達乳酪。

5. 倒入蛋液，烘烤 20 分鐘，至膨脹呈金黃色。

烹調技巧

★ 選用嫩而不粗的蘆筍。若買到粗梗蘆筍，可縱向對切再切段。

未達 **300** 大卡 | 每份 | 熱量 **294** 大卡 | 蛋白質 **22** 克 | 脂肪 **20** 克 | 纖維 **2** 克 | 碳水化合物 **5** 克

山羊乳酪義式烘蛋

4 人份
橄欖油 1 茶匙，另備模具用油
紫洋蔥 1 顆，去皮切碎
紅椒 1 顆，去籽切 1.5 公分塊狀
櫛瓜 1 根，修整切 1.5 公分塊狀
蛋 8 顆
山羊乳酪 100 克，切小塊

非斷食日
增加份量。

超讚便當或家用輕食。熱著吃，搭配清脆蔬菜紫洋蔥沙拉或煮熟的綠葉蔬菜。

1. 烤箱預熱攝氏 200 度／旋風式攝氏 180 度／瓦斯 6 檔。準備 20 平方公分蛋糕模具（非活底）抹油並鋪上不沾黏烘焙紙。

2. 取大型不沾平底鍋熱油，加入紫洋蔥、甜椒、櫛瓜拌炒 5 分鐘至軟化；倒入模具均勻分布，撒上山羊乳酪塊。

3. 小碗加入蛋、海鹽及黑胡椒粒均勻打散。

4. 將蛋液倒入模具，烘烤 20 分鐘，至表面定型、略顯膨鬆、金黃微焦。

5. 切方塊或條狀即可。

烹調技巧

★ 本食譜可用耐烤淺盤 —— 18-20 公分的陶瓷鹹派盤就很好用，需烤久一點。

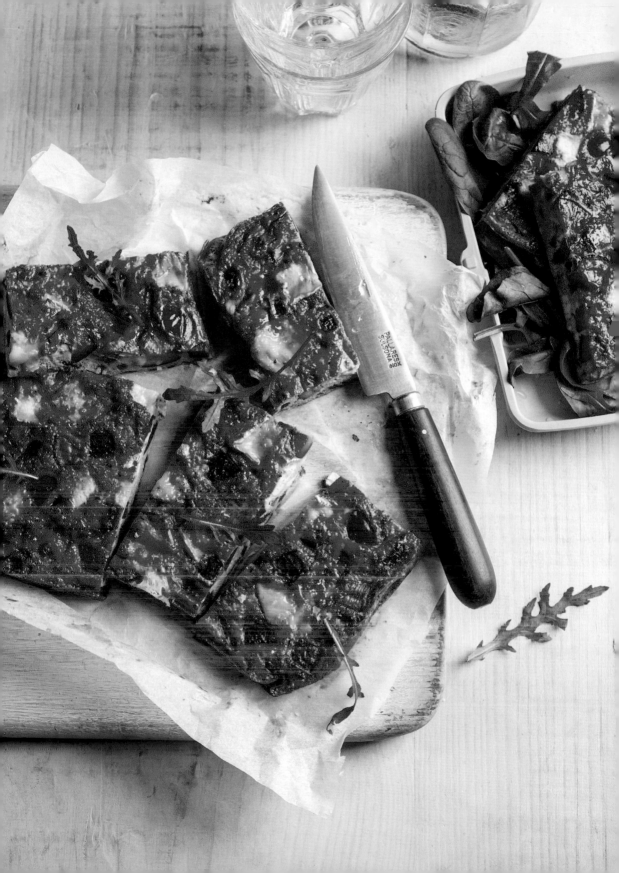

未達 300 大卡 | 每份 | 熱量 **228** 大卡 | 蛋白質 **15.5** 克 | 脂肪 **14.5** 克 | 纖維 **5** 克 | 碳水化合物 **6** 克

西班牙根芹菜歐姆蛋

4 人份
根芹菜 300 克，去皮切 2 公分塊狀
橄欖油 1 湯匙
洋蔥 1 顆，去皮切碎
甜椒 2 顆（紅黃各一），去籽切絲
西班牙香腸 40 克，切碎
平葉香芹 10 克，切碎
蛋 6 顆，打散

5:2

非斷食日
搭配含醬汁的沙拉，並將歐姆蛋份
量加大。

用根芹菜替代馬鈴薯製作西班牙歐姆蛋，可減少澱粉類碳水化合物，並增添微妙風味。搭配大份沙拉，冷熱皆宜。

1. 準備 ⅓ 鍋沸水，加入根芹菜二次煮沸，再煮 5 分鐘並充分瀝乾。

2. 取耐烤不沾平底鍋（直徑約 19 公分）熱油，加入洋蔥、甜椒以中火炒 5 分鐘，至軟化上色。

3. 加入西班牙香腸和根芹菜，以海鹽及黑胡椒粒調味，翻炒 3 分鐘。

4. 將香芹拌入蛋液，倒入鍋中；小火慢煮 5 分鐘，不需攪拌；同時，將烤爐預熱至中高火。

5. 將平底鍋置於烤爐下，烤 4-5 分鐘或表面成型；取出並靜置 5 分鐘；倒在砧板上切四份即可。

烹調技巧

★ 若沒有適合的鍋子，將炒蔬菜倒入鹹派用烤盤，加入蛋液及香芹後放入烤箱烤至表面成型。

★ 剩餘的部分可加蓋冷藏保存數天，或帶便當。

★ 蔬食版本不加西班牙香腸即可，每份減少熱量 48 大卡。

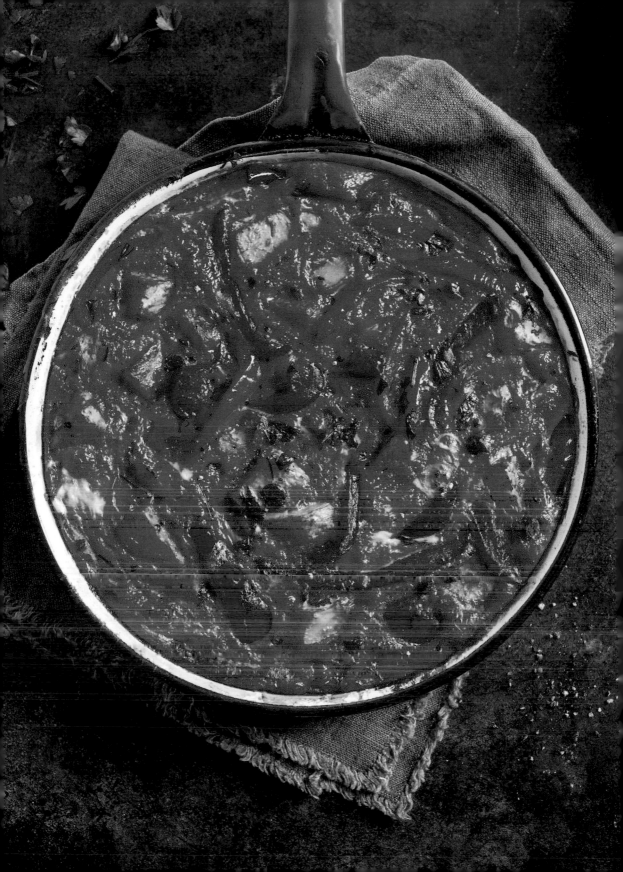

青醬豆子與帕瑪（Parma）火腿

2 人份

綜合嫩葉沙拉 80 克

白腰豆 1 罐，400 克，瀝乾洗淨

新鮮羅勒青醬 1 湯匙

綜合堅果 15 克，略切

帕瑪森乳酪 10 克，削片／現刨
　成粉

帕瑪火腿薄片 4 片

特級初榨橄欖油 1 湯匙

完美、迅速又飽足的午餐，帶便當也合適。

1. 沙拉均分至兩個盤子或有蓋容器。

2. 白腰豆和青醬拌勻，均分至上述容器。

3. 撒上堅果和帕瑪森乳酪，放上火腿，淋橄欖油。
   最後，以黑胡椒粒調味。

5:2

非斷食日

搭配全穀麵包，多淋點橄欖油。

快速鷹嘴豆餅與甜菜根沙拉

1 人份
綜合生菜 40 克
現成鷹嘴豆餅 2 個（約 50 克）
橄欖油鷹嘴豆泥 30 克（約 2 湯匙）
現成希臘黃瓜優格醬（tzatziki）
　　30 克（約 2 湯匙）
煮熟甜菜根 1 小顆（約 40 克），
　　瀝乾切 ¼
特級初榨橄欖油 1 湯匙
綜合種籽 1 茶匙

用超市現成食材立即做出美味沙拉。

1. 生菜放入碗或有蓋容器。

2. 加入鷹嘴豆餅、鷹嘴豆泥、優格醬和甜菜根。

3. 淋上橄欖油，撒上綜合種籽。

5:2

非斷食日
搭配一小塊全穀口袋餅。

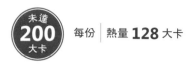

每份 | 熱量 **128** 大卡

根芹菜杏仁醬

這道用根芹菜和杏仁代替馬鈴薯和麵包的希臘沾醬可搭配蔬菜棒盡情享用。

6 人份
根芹菜 ½ 顆（約 300 克），去皮切 3 公分
　塊狀
大蒜 6 瓣，去皮
杏仁粉 50 克
新鮮檸檬汁 2 湯匙
海鹽片 ½ 茶匙
特級初榨橄欖油 50 毫升
香芹 一把，現切搭配

1. 準備 ⅓ 鍋沸水，加入根芹菜和大蒜二度煮沸，再煮 15 分鐘至根芹菜軟化，將水瀝出保留。

2. 將根芹菜及大蒜放入食物調理機，加入一勺煮菜的水（約 100 毫升）攪拌成泥；加入杏仁粉、檸檬汁、海鹽，以黑胡椒粒調味並再次攪拌。

3. 攪拌同時緩緩倒入橄欖油，保留約 1 茶匙備用，至濃稠滑順。

4. 倒入小碗，淋上剩餘的橄欖油，撒上現切香芹即可食用。

非斷食日
搭配烤全穀口袋餅條。

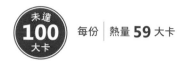

每份 | 熱量 **59** 大卡

薄荷優格醬

搭配咖哩可降低辣度，或是當作蔬菜棒沾醬。

4 人份
小黃瓜 ⅓ 根（約 135 克）
全脂天然希臘優格 150 克
新鮮薄荷 3-4 湯匙，切碎

1. 小黃瓜縱向對切，用茶匙去籽；於砧板粗略刨絲後放入碗中。

2. 加入優格和薄荷，用一撮海鹽和黑胡椒粒調味，拌勻後靜置 20-30 分鐘入味。

3. 食用前需冷藏保存。

烹調技巧

★ 當沾醬時，可加入一根綠辣椒去籽切末，滋味更有勁。

非斷食日
搭配烤全穀口袋餅條或全穀種籽脆餅。

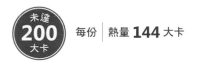

未達 **200** 大卡 | 每份 | 熱量 **144** 大卡

薄荷甜菜根鷹嘴豆泥

一道紫紅色的亮眼鷹嘴豆泥。甜菜根的熱量極低，營養素卻出奇地豐富，有助於降低血壓和減輕發炎。

6 人份
煮熟甜菜根 300 克，瀝乾切 ¼
鷹嘴豆 1 罐，400 克，瀝乾洗淨
大蒜 1 瓣，去皮對切
香菜粉 1 茶匙
新鮮薄荷 2 湯匙，切碎
特級初榨橄欖油 2 湯匙
新鮮檸檬汁 2 湯匙
海鹽片 ½ 茶匙
綜合種籽 2 湯匙，烘烤（頁 243）

1. 將種籽以外的食材放入調理機，用黑胡椒粒調味，攪拌至幾近滑順；再次調味並稍微攪拌，倒入碗中。

2. 用小平底鍋小火乾炒綜合種籽約 2 分鐘，經常翻動；灑在鷹嘴豆泥上即可。

烹調技巧

★ 加蓋可冷藏三天，冷凍長達一個月。

非斷食日
淋上橄欖油，撒上更多綜合種籽。搭配烤全穀口袋餅條或全穀脆餅（技巧，頁 238）。

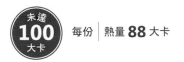

未達 **100** 大卡 | 每份 | 熱量 **88** 大卡

烤紅椒鷹嘴豆泥

用整罐烤紅椒做這道菜最棒了，可搭配非澱粉類蔬菜棒食用。

6 人份
罐裝烤紅椒 175 克，瀝乾
鷹嘴豆 1 罐，400 克，瀝乾洗淨
大蒜 1 瓣，去皮對切
孜然粉 1 茶匙
辣椒片 ½ 茶匙，自由選擇
特級初榨橄欖油 2 湯匙
海鹽片 ½ 茶匙

1. 所有食材放入調理機，以黑胡椒粒調味，攪拌至幾近滑順；再次調味並攪拌，但別攪拌過度。

2. 倒入碗裡上桌。

烹調技巧

★ 加蓋可冷藏三天，冷凍長達一個月。

非斷食日
淋上橄欖油，撒上更多綜合種籽。搭配烤全穀口袋餅條或全穀脆餅（技巧，頁 238）。

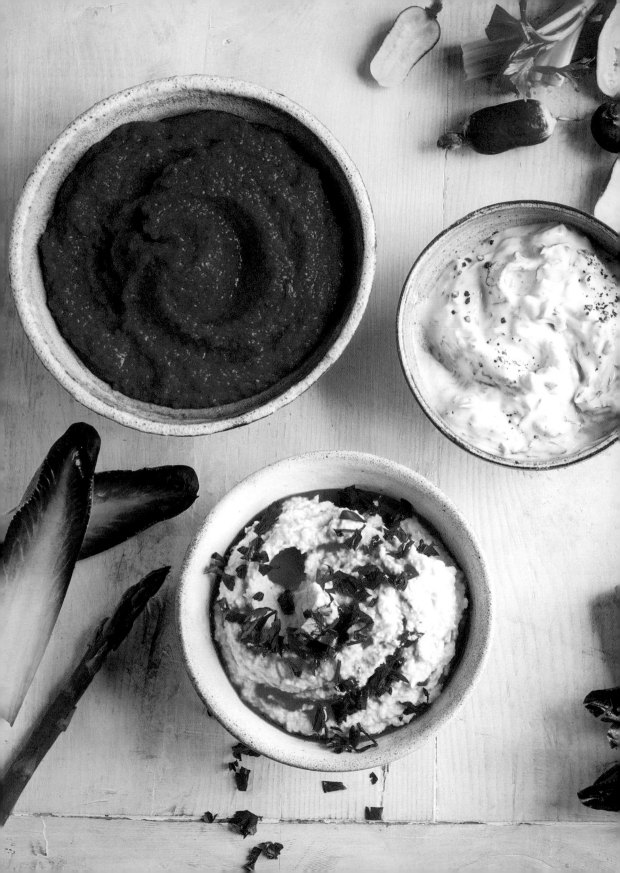

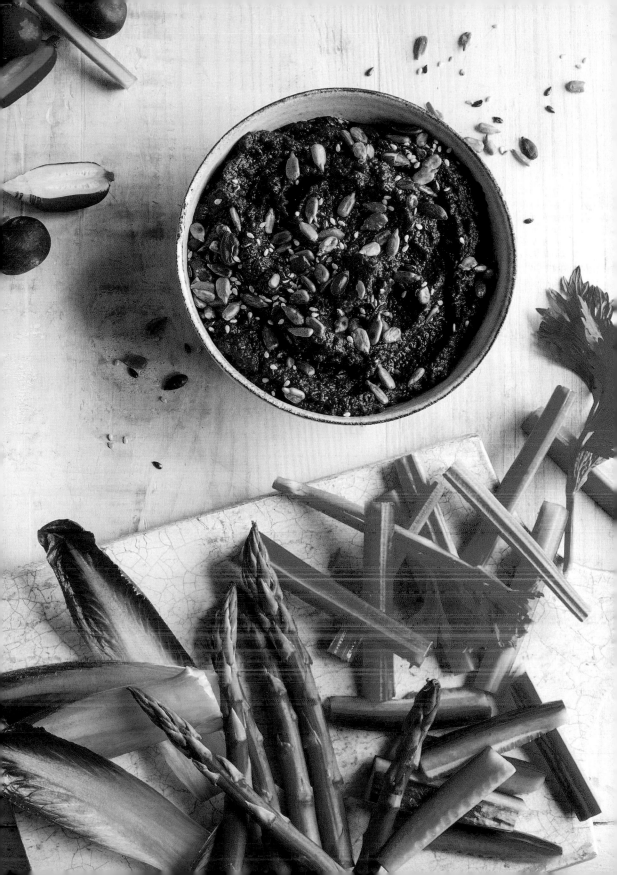

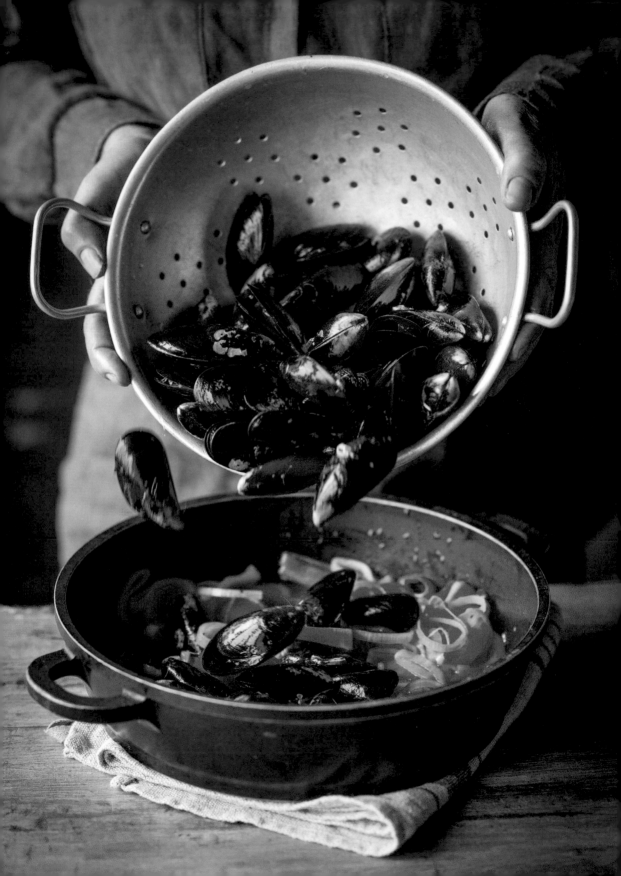

魚類與貝類

魚類和貝類是地球上最健康的食物之一。食用魚類，特別是多脂肪類如：鮭魚、鯖魚，含有人體亟需的 omega-3 油脂，可降低中風或心臟疾病的風險與減輕發炎反應，準備起來更是快又容易。

麥克最愛的海鮮是淡菜。值得高興的是，淡菜同時也是可取得的永續食材之一。本章收錄了麥克的「淡菜佐香濃龍蒿醬」食譜。

未達 **500** 大卡

每份 │ 熱量 **434** 大卡 │ 蛋白質 **42** 克 │ 脂肪 **14** 克 │ 纖維 **11** 克 │ 碳水化合物 **29** 克

煙燻黑線鱈與扁豆

2 人份
橄欖油 2 湯匙
洋蔥 ½ 顆，去皮切碎
芹菜 1 根，修整切薄片
紅蘿蔔 1 根，修整縱向對切，
　切斜片
迷迭香 1 根／乾燥迷迭香 ¼ 茶匙
大蒜 1 瓣，去皮切末
預煮法國扁豆 1 袋，250 克
蔬菜高湯 200 毫升（以 ½ 塊蔬菜
　高湯塊製成）
煙燻黑線鱈／鱈魚片 2 片，
　各 140 克，去皮
新鮮香芹 一小把，略切
　（自由選擇）

非斷食日
搭配一顆水煮蛋，每份熱量增加
78 大卡；或於扁豆快煮好時加入
1-2 湯匙煮熟藜麥。蔬菜高湯加點
白酒風味更佳。

這道簡易單鍋料理透過黑線鱈煙燻帶鹹的風味，襯托出扁豆的天然風土味。搭配大份煮熟綠葉蔬菜食用。

1. 取不沾平底鍋或寬底湯鍋熱油，加入洋蔥、芹菜、紅蘿蔔慢炒 5 分鐘，至軟化未焦。

2. 加入迷迭香、大蒜快炒；放入扁豆與高湯，煮至微滾，加入黑線鱈；以黑胡椒粒調味，香芹可自由選擇。

3. 蓋上蓋子／耐熱盤子，煮約 8 分鐘至刀子能輕易將魚肉散開。

4. 將扁豆均分至兩個預熱餐盤，放上魚肉。

烹調技巧

★ 購買去皮的魚；若買不到，將魚置於砧板，小心將菜刀水平切入皮肉交接處，輕切使二者分離。

★ 若買不到袋裝扁豆，可用罐裝扁豆。

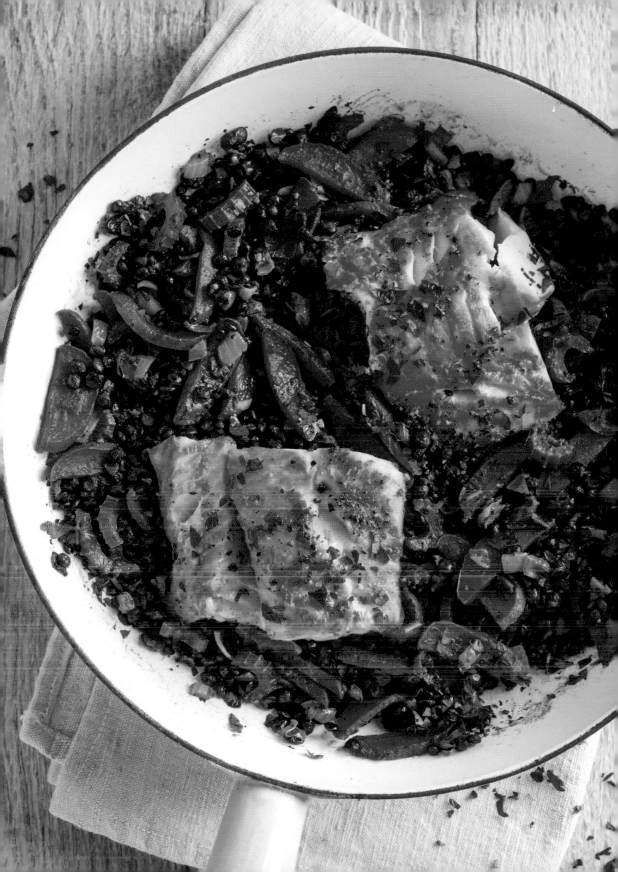

檸檬香芹煎魚

1 人份
鰈魚／其他白身魚片 1 片
　（約 175 克），冷凍須先解凍
奶油 15 克
特級初榨橄欖油 1 湯匙
新鮮檸檬汁 1 湯匙
新鮮香芹　一小把（約 2 湯匙），
　葉片切碎

5:2

非斷食日
搭配一份熱白腰豆或烤蔬菜、
煮熟蔬菜加塊奶油、沙拉豪邁
淋上醬汁、一份根芹菜條（頁
182）。

這道菜是理想的單人餐點，讓份量加倍也不難。可先將蔬菜煮好、沙拉備齊，煎魚只需 5 分鐘即可完成。若不愛吃鰈魚，換成鱸魚或鯛魚也很適合。

1. 將魚片無帶皮面用海鹽及黑胡椒粒調味。

2. 取大型不沾平底鍋，以中火融化奶油；將鰈魚帶皮面朝下煎 3 分鐘；小心翻面，再煎 1-2 分鐘，視厚薄而定（若想要，此時可仔細去皮）。

3. 用鍋鏟將魚取出，置於預熱的餐盤，魚皮面朝下；平底鍋放回爐台，加入檸檬汁和香芹末，不停攪拌煮至微滾。

4. 將醬汁淋在魚上即可。

烹調技巧

★ 這道魚搭配酸豆很棒。加入檸檬汁和香芹的同時，加上 1 湯匙瀝乾的小酸豆即可。

★ 無乳製品版本可不加奶油，每份熱量減少 28 大卡。

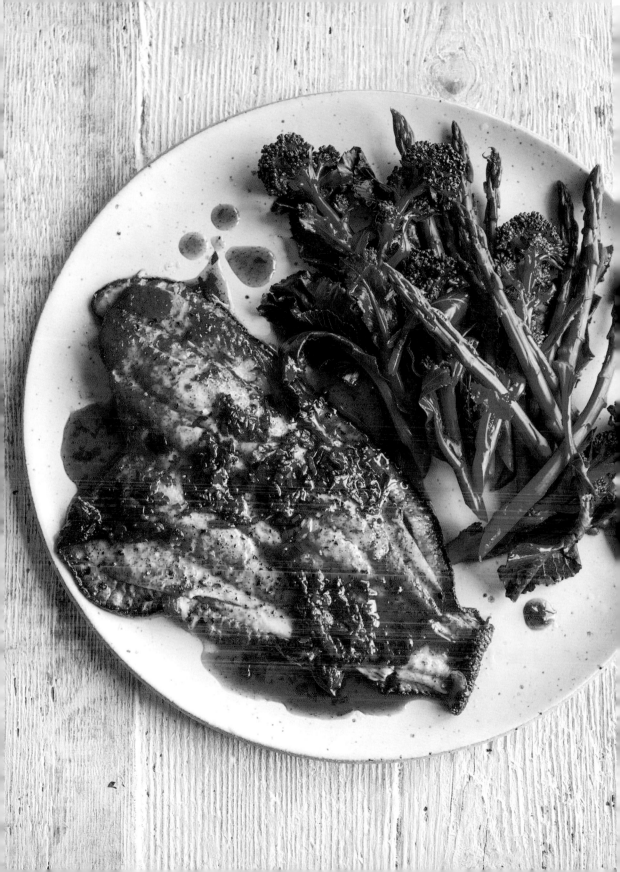

每份 | 熱量 **383** 大卡 | 蛋白質 **33** 克 | 脂肪 **21** 克 | 纖維 **0.6** 克 | 碳水化合物 **15** 克

炸魚塊

2 人份
蛋 1 顆
即食玉米粥 40 克，細玉米粉
杏仁粉 20 克
白身魚厚片（如鱈魚、黑線鱈、
　　青鱈）275 克，去皮，略切 3
　　公分塊狀
橄欖油／菜籽油 2 湯匙
檸檬角，搭配用

5:2

非斷食日
搭配優質全脂美乃滋混合新鮮檸
檬汁，或是幾匙現成塔塔醬。若
想做炸魚配薯條，可搭配青花
菜豌豆泥（頁 128）和根芹菜條
（頁 182）。

將白身魚用玉米粉和杏仁粉製成的金黃外衣包覆，美
味又酥脆。吃過一次就不會懷念用澱粉、麵包粉或麵
糊炸的魚塊了。搭配大份綜合生菜或現煮綠葉蔬菜。

1. 將蛋打入小碗，並另取一碗混合玉米粉和杏仁
   粉，分別用海鹽及黑胡椒粒調味。

2. 每次取一塊魚肉放入蛋液，翻面至完全裹附；沾
   上玉米杏仁粉，置於一旁備用。

3. 取大型不沾平底鍋，以中火熱油；視魚塊厚度調
   整炸 5-7 分鐘，偶爾翻動炸至熟透、金黃酥脆。

4. 搭配檸檬角食用。

烹調技巧

★ 若只做單人份，將半份裹好麵衣的魚塊放入鋪有紙
  巾的托盤冷凍；待結凍後，放入保鮮盒冷凍儲存。
  冷凍魚塊可直接油炸，只需多加幾分鐘的烹調時
  間。

未達 **400** 大卡

地中海風烤魚

2 人份
紫洋蔥 1 顆，去皮切 12 塊
紅椒 1 顆，去籽略切 2 公分小塊
櫛瓜 1 根，修整縱向對切，略切
　2 公分小塊
番茄 2 顆，切 ¼
橄欖油 1½ 湯匙
鱸魚／鯛魚 2 片，各 100 克
去核黑橄欖（卡拉馬塔
　〔Kalamata〕尤佳）40 克，
　瀝乾
檸檬汁 ½ 大顆，另備檸檬角搭
　配用

非斷食日
將胡桃南瓜丁和步驟 1 的蔬菜一
起烤。若備有沙拉可搭配醬汁，
或在最後將魚肉淋上一些橄欖
油。在烘烤時間剩 2-3 分鐘時，
撒上松子也是個好主意。

地中海風烤蔬菜和烤魚在這道簡易菜餚中相得益彰。
搭配大量綠葉沙拉或四季豆。

1. 烤箱預熱攝氏 200 度／旋風式攝氏 180 度／瓦斯
　6 檔。

2. 大烤盤鋪上紫洋蔥、甜椒、櫛瓜、番茄，淋上 1
　湯匙橄欖油拌勻。用海鹽及大量黑胡椒粒調味，
　烘烤 20 分鐘。

3. 取出烤盤，魚肉帶皮面朝下鋪在蔬菜旁，用黑胡
　椒粒調味；撒上橄欖，擠上檸檬汁。

4. 重新放入烤箱烤 8-10 分鐘，至蔬菜軟化，魚肉
　熟透。

5. 將魚肉與蔬菜均分至兩個預熱餐盤，淋上剩餘的
　橄欖油，搭配檸檬角食用。

瑞典辣味紅蘿蔔泥與鱈魚

2 人份

紅蘿蔔 2 大根（約 300 克），
　修整切厚片
大蒜 1 瓣，去皮
生薑 15 克，去皮
奶油 15 克
新鮮檸檬汁 ½ 湯匙
鱈魚／其他白身魚厚片 2 片，
　各 150 克，去皮
橄欖油 1 湯匙
辣椒片　一大撮

非斷食日
撒上一把烤杏仁和淋上一點特級
初榨橄欖油；加幾湯匙法國扁
豆。

多汁的鱈魚排搭配香濃紅蘿蔔泥，真是天堂。這道食譜的靈感來自於在斯德哥爾摩（Stockholm）的「5：2 斷食法」研討會上難忘的一餐。可搭配半盤煮熟綠葉蔬菜，如長梗花椰菜、羽衣甘藍、嫩洋甘藍。

1. 將紅蘿蔔、大蒜、薑放入中型湯鍋注水蓋過，煮至沸騰；微滾煮 15 分鐘至蔬菜煮軟。

2. 離火，舀出約 100 毫升的煮汁保留，將紅蘿蔔、大蒜和薑瀝乾放回鍋中；加入奶油、檸檬汁和 3 湯匙煮汁，以手持攪拌器將紅蘿蔔攪成滑順泥狀，若需要可多加一些煮汁；用海鹽與黑胡椒粒調味，置於一旁備用。

3. 將鱈魚兩面以海鹽和黑胡椒粒調味，取不沾平底鍋以中火熱油；放入鱈魚煎 4 分鐘，翻面灑上辣椒片，視厚度調整再煎 3-5 分鐘，魚肉快散成塊狀便可起鍋。

4. 將紅蘿蔔泥舀入兩個預熱盤子，放上魚片。

烹調技巧

★ 若沒有手持攪拌器，可用食物調理機或是盡力搗碎。

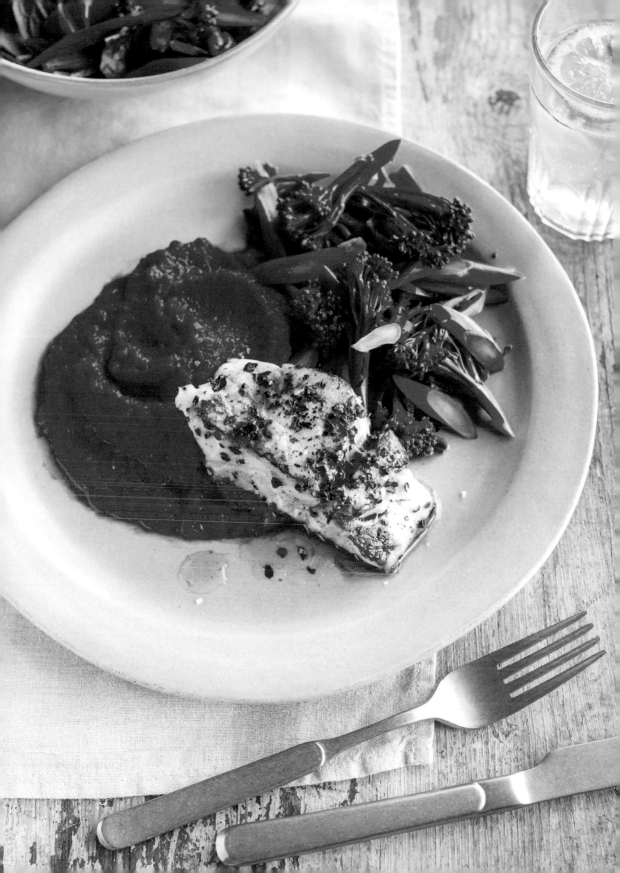

薑味辣椒烤魚

1 人份
橄欖油／菜籽油 2 茶匙
白身魚厚片，如鱈魚（去皮為佳）
　175 克
大蒜 1 瓣，去皮切片
嫩薑 15 克（約 ½ 顆），瀝乾切
　細絲
青蔥 1 根，修整斜切
鳥眼辣椒（red bird's eye chilli）
　1 根，切薄片／乾辣椒片 ¼ 茶匙
萊姆汁 ½ 顆，另備萊姆角搭配用
新鮮香菜葉　一把

5:2

非斷食日
搭配糙米，或綜合野米與印度香
米。到超市找現成米飯，省時又便
利。

超級簡單的烤魚，做單人份正合適，也可以輕鬆增加
份量。食譜用的是鱈魚，但任何厚片白身魚，效果都
很棒。可搭配半盤長梗青花菜、甜豆或炒青菜。

1. 烤箱預熱攝氏 200 度／旋風式攝氏 180 度／瓦斯
　6 檔。烤盤鋪上錫箔紙，灑油。

2. 於錫箔紙一側放入魚片，帶皮面朝下，保留足夠
　空間包裹魚肉；撒上大蒜、薑、蔥、辣椒，擠上
　萊姆汁，用海鹽及大量黑胡椒粒調味，將錫箔紙
　對折包住魚片，捲起邊緣封住。別包太緊，須有
　空間產生蒸氣才能煮魚。

3. 放入烤箱烘烤 12-15 分鐘，至魚肉熟透，能以叉
　子分成塊狀。

4. 小心打開錫箔紙，將魚肉移至預熱的餐盤；淋上
　湯汁，灑入大把香菜，搭配萊姆角食用。

烹調技巧

★ 通常在超市烘焙區可以買到罐裝糖漬嫩薑，亦可用
　1 茶匙現磨薑末取代。

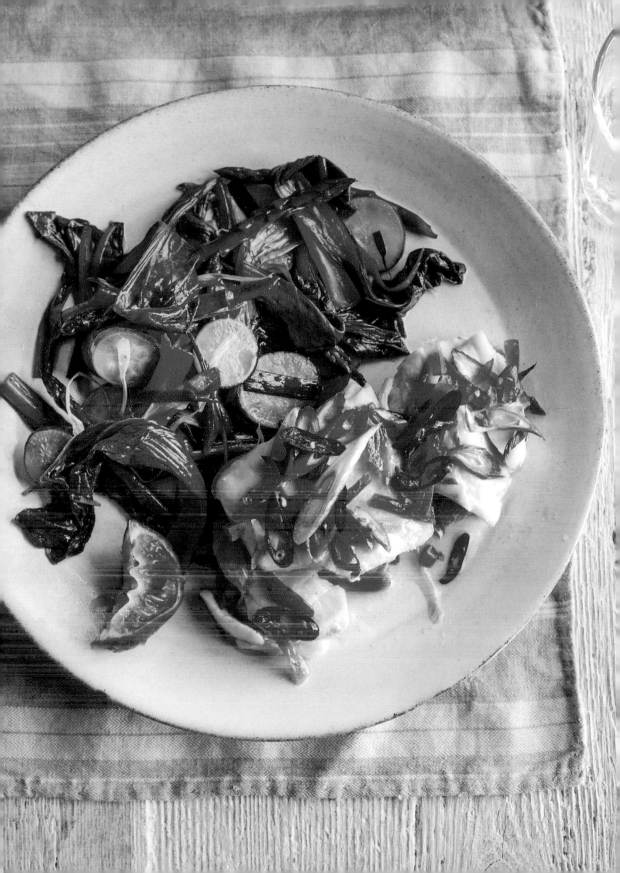

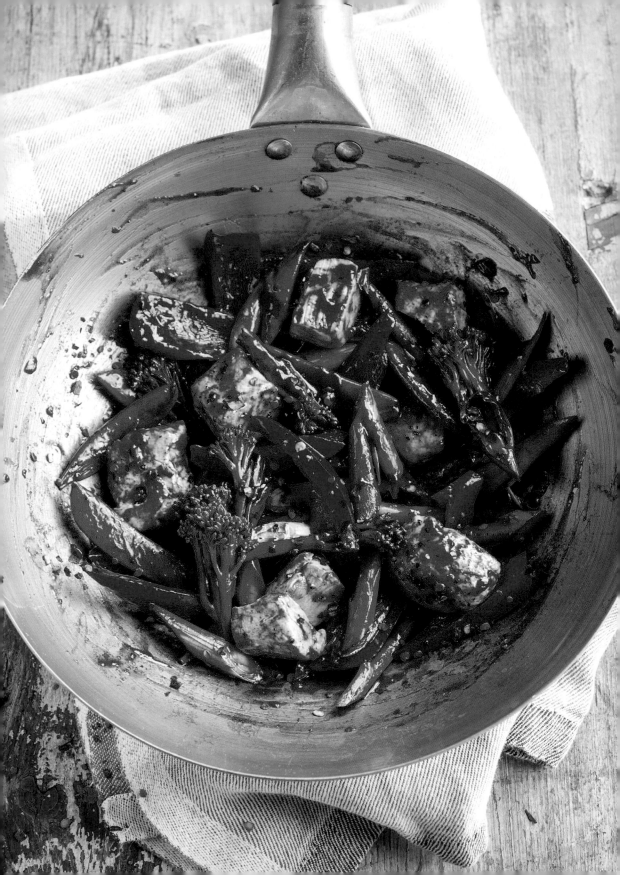

海鮮醬炒鮪魚

1 人份
**新鮮鮪魚排 1 塊，110 克，略切
3 公分塊狀**
椰子油／菜籽油 1 湯匙
炒青菜 1 包，300-350 克
現成海鮮醬（hoisin sauce）2 湯匙
辣椒片 一撮（自由選擇）

5:2

非斷食日
搭配小份全穀麵條或糙米，也可在第二階段斷食添加幾湯匙解凍毛豆。

這道快速鮪魚料理最適合忙碌的日子。現成的炒青菜既省時又容易買到，或是自行現炒任何新鮮清脆的蔬菜。別擔心炒青菜微不足道的熱量，盡情享用就對了。

1. 鮪魚兩面以海鹽及黑胡椒粒調味

2. 取大型不沾平底鍋／炒菜鍋，以大火熱油；加入鮪魚和青菜快炒 3-4 分鐘，或依照包裝指示，炒至鮪魚微焦。

3. 淋上海鮮醬，快速翻炒 20-30 秒。

4. 自由選擇撒上辣椒片，立即食用。

烹調技巧

★ 這道簡易的料理可用任何肉質緊實的魚，如鮭魚、鱈魚，也可以用明蝦或雞肉條。若替換種類別忘記調整熱量──鮪魚含熱量 118 大卡。

每份 | 熱量 **507** 大卡 | 蛋白質 **34.5** 克 | 脂肪 **39.5** 克 | 纖維 **2** 克 | 碳水化合物 **2.5** 克

韭蔥鮭魚鹹派

2 人份
橄欖油 1 湯匙，另備烤盤用
韭蔥 1 根，修整切薄片（淨重約 100 克）
大蒜 1 瓣，去皮拍碎
嫩菠菜葉 一大把（約 50 克）
鮭魚片 100 克，煮熟去皮
蛋 4 大顆
新鮮百里香 ½ 湯匙／乾燥百里香 ½ 茶匙
全脂法式酸奶 45 克
帕瑪森乳酪 15 克，刨粗絲

非斷食日
搭配沙拉加醬汁，蔬菜中加點奶油，和幾湯匙煮熟珍珠薏仁／扁豆。

捨棄派皮使這道簡易的鮭魚鹹派大幅降低熱量和碳水化合物。趁熱享用，可搭配大份綠葉及紅葉蔬菜；或是搭配午餐冷食，可補充營養與蛋白質。

1. 烤箱預熱攝氏 190 度／旋風式攝氏 170 度／瓦斯 5 檔。將容積約 900 毫升的耐熱烤盤／兩個小烤盤抹油。

2. 取中型不沾平底鍋，以中火熱油；拌炒韭蔥 3 分鐘，至軟而不焦。

3. 分次加入大蒜和菠菜，不停拌炒約 2 分鐘，至菠菜軟化；倒入篩網，用湯匙將多餘汁液擠出；將韭蔥與菠菜倒入烤盤或均分至兩個烤盤。

4. 將鮭魚分成塊狀，粗略散於烤盤。

5. 將蛋、百里香及法式酸奶於小碗混合；加入 2 湯匙帕瑪森乳酪，用海鹽及黑胡椒粒調味拌勻。

6. 將蛋液淋在鮭魚及蔬菜上，撒上剩餘的帕瑪森乳酪，烤約 25 分鐘（兩個小烤盤烤 15-20 分鐘），至稍微膨脹，金黃微焦，剛好定型。

烹調技巧

★ 若喜歡可用新鮮蒔蘿或香芹碎代替百里香。

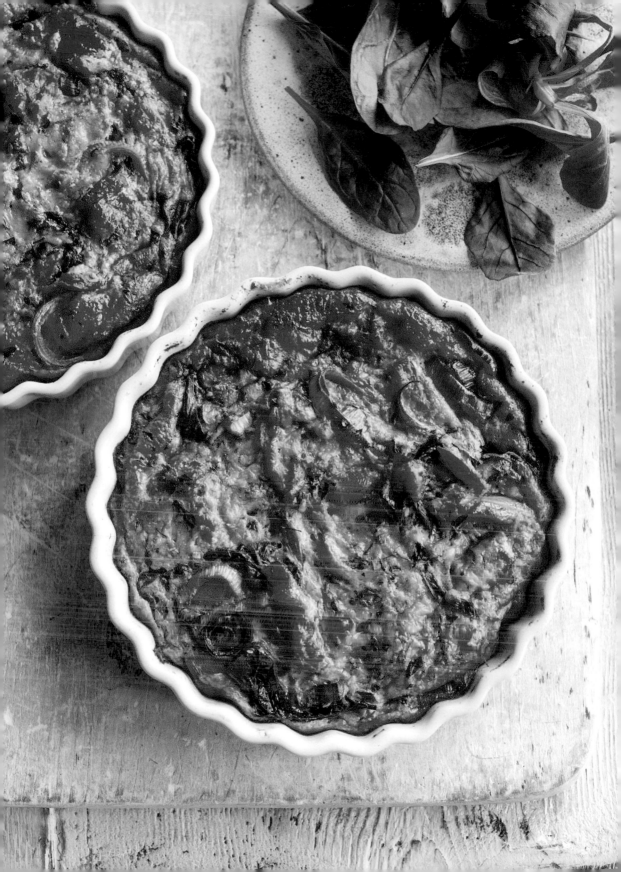

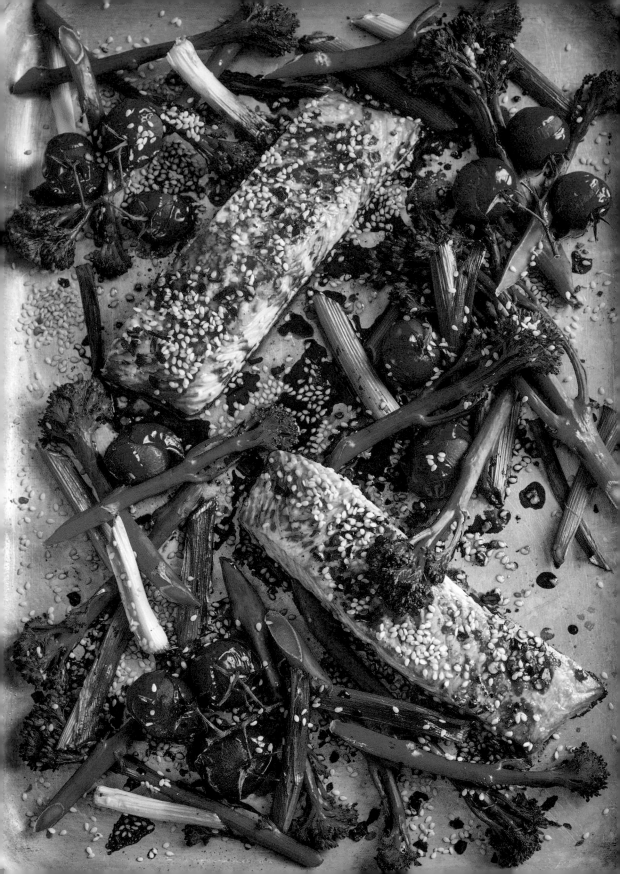

未達 **500** 大卡

青花菜番茄與芝麻鮭魚

2 人份
橄欖油／菜籽油 2 茶匙
鮭魚片 2 片，各 125 克
青蔥 6 根，修整切 3 公分段狀
聖女小番茄 12 顆
長梗青花菜 200 克，修整
黑醬油 1 湯匙
麻油 1 茶匙
辣椒片 ½ 茶匙
芝麻 1 茶匙

非斷食日
搭配全穀麵條、糙米，或嘗試豌豆、豆類、扁豆義大利麵或蕎麥麵，製作美味無麩質版本。

不論是晚餐趁熱吃，或是帶便當冷食，都很美味。不喜歡鮭魚，可換成任何厚魚片。

1. 烤箱預熱攝氏 200 度／旋風式攝氏 180 度／瓦斯 6 檔。烤盤抹油。

2. 鮭魚片放入烤盤，帶皮面朝下；加入青蔥、小番茄，用大量黑胡椒粒調味；烤 8 分鐘。

3. 同時，準備 ⅓ 鍋沸水，加入青花菜再次煮沸；續煮 4 分鐘，瀝乾。

4. 取出烤盤，加入青花菜，將黑醬油和麻油淋在魚肉上，撒上辣椒片和芝麻，再烤 3-4 分鐘，至鮭魚剛好熟。

5. 均分至兩個預熱餐盤即可。

烹調技巧

★ 可用叉子戳戳看鮭魚是否烤熟。烤熟的鮭魚會散成大塊，呈淡粉色，外圍不反光，但正中央微微透明。

未達 **500** 大卡 | 每份 | 熱量 **440** 大卡 | 蛋白質 **34** 克 | 脂肪 **27** 克 | 纖維 **7** 克 | 碳水化合物 **11** 克

烤鮭魚與青花菜豌豆泥

2 人份
奶油 15 克，另備烤盤用
新鮮鮭魚片 2 片，各 125 克
冷凍豌豆 150 克
青花菜 150 克，切朵狀，梗切薄片
薄荷末 1 湯匙（自由選擇）
檸檬角，搭配用

非斷食日
將去皮胡桃南瓜丁淋上橄欖油拌勻，先烤 15 分鐘，於上層放入魚排，再烤 10-12 分鐘。

超級簡單，15 分鐘內就能做好。

1. 烤箱預熱攝氏 200 度／旋風式攝氏 180 度／瓦斯 6 檔。小烤盤鋪上錫箔紙，輕抹一層奶油。

2. 鮭魚片放入烤盤，帶皮面朝下，用一小撮海鹽和大量黑胡椒粒調味；視厚度烤 10-12 分鐘。

3. 同時，製作青花菜豌豆泥。準備半鍋沸水，加入青花菜、豌豆二次煮沸；再煮 5 分鐘至青花菜軟化，保留約 75 毫升煮汁，剩餘水分瀝乾，蔬菜重新放入鍋內。

4. 加入奶油、3 湯匙煮汁、薄荷可自由選擇，用手持攪拌器打至幾近滑順；調整口味，若需要可加水稀釋。

5. 將青花菜豌豆泥盛於兩個預熱餐盤，鋪上烤鮭魚；取出鮭魚時，魚皮應該會殘留在錫箔紙上。搭配檸檬角食用。

烹調技巧

★ 若沒有手持攪拌器，可用食物調理機將豌豆和青花菜打成泥後再倒回平底鍋，或盡力搗碎。

印尼明蝦炒飯（Prawn nasi goreng）

2 人份
椰子油／菜籽油 2 湯匙
洋蔥 1 顆，去皮切丁
紅椒 1 顆，去籽略切 2 公分塊狀
皺葉甘藍（Savoy cabbage）½ 小顆，
　菜葉切絲（淨重約 275 克）
大蒜 2 瓣，去皮切薄片
生薑 20 克，去皮磨末
辣椒片 ½-1 茶匙（可調整）
花椰菜米 200 克（見技巧）
黑醬油 2 湯匙
煮熟去殼明蝦 150 克，冷凍需解凍
新鮮香菜 一大把，葉子略切
　（自由選擇）
烤花生 20 克，略切

5:2

非斷食日
將花椰菜米換成糙米。

我母親以前常準備整鍋的印尼炒飯，加入新鮮明蝦和清脆洋蔥。我們的是簡易低碳版本，用花椰菜「米」代替印度香米。將一切準備妥當，幾分鐘就能完成。

1. 取大型不沾平底鍋／炒菜鍋，以中大火熱油；翻炒洋蔥、紅椒、皺葉甘藍 2-3 分鐘。

2. 加入大蒜、薑、辣椒、花椰菜米炒 2-3 分鐘，至花椰菜米炒熱。

3. 加入黑醬油、明蝦，一半香菜自由選擇，翻炒 1-2 分鐘，至明蝦炒熱；依口味增添黑醬油。

4. 均分兩碗，撒上碎花生及剩餘香菜。若喜歡吃辣，多加一些辣椒片。

烹調技巧

★ 想多攝取蛋白質，打入兩顆蛋與 1 茶匙油拌炒。每份熱量增加 94 大卡。

★ 製作花椰菜米：握住小顆花椰菜梗部，動作敏捷向下刨出類似米粒的花椰菜粒；也可以用食物調理機，但避免攪成糊狀。若想要更容易，可購買現成花椰菜米。

★ 蔬食版本可將明蝦（每份熱量 52 大卡）換成 100 克豆腐，並以 2 湯匙油炒（每份熱量 143 大卡）。

每份 | 熱量 **376** 大卡 | 蛋白質 **18** 克 | 脂肪 **27** 克 | 纖維 **5** 克 | 碳水化合物 **13.5** 克

泰式明蝦咖哩

2 人份

椰子油／菜籽油 1 湯匙

紅椒 1 顆，去籽略切 2 公分塊狀

青蔥 4 根，修整切厚片

生薑 20 克，去皮磨末

泰式紅／綠咖哩糊 3 湯匙

椰奶 ½ 罐，約 200 毫升

甜豆 100 克，對切

紅辣椒 1 根，切薄片／辣椒片 ½
　茶匙（自由選擇）

煮熟去殼明蝦 200 克，冷凍得先
　解凍

非斷食日

搭配糙米／全穀麵條。

充滿泰國風味又飽足的香濃咖哩，而且超級省時簡便。

1. 取大型不沾平底鍋／炒菜鍋，以中大火熱油；甜椒拌炒 2 分鐘，加入蔥、薑、咖哩糊，再翻炒 1 分鐘。

2. 倒入椰奶煮至微滾。

3. 加入甜豆，辣椒自由選擇，煮至微滾；經常攪拌再煮 2 分鐘。

4. 加入明蝦，煮 1-2 分鐘至熱透；若醬汁過濃稠可加點水。

5. 搭配煮熟花椰菜米食用（頁 242）。

烹調技巧

★ 泰式咖哩糊品質各異，請嘗試並選擇品質好的以帶出最深邃的風味。

★ 取半罐椰奶可先將 400 毫升椰奶倒入量杯打至滑順，倒出 200 毫升，加蓋保存至多 2 天；或倒入有蓋容器冷凍，可保存長達一個月。

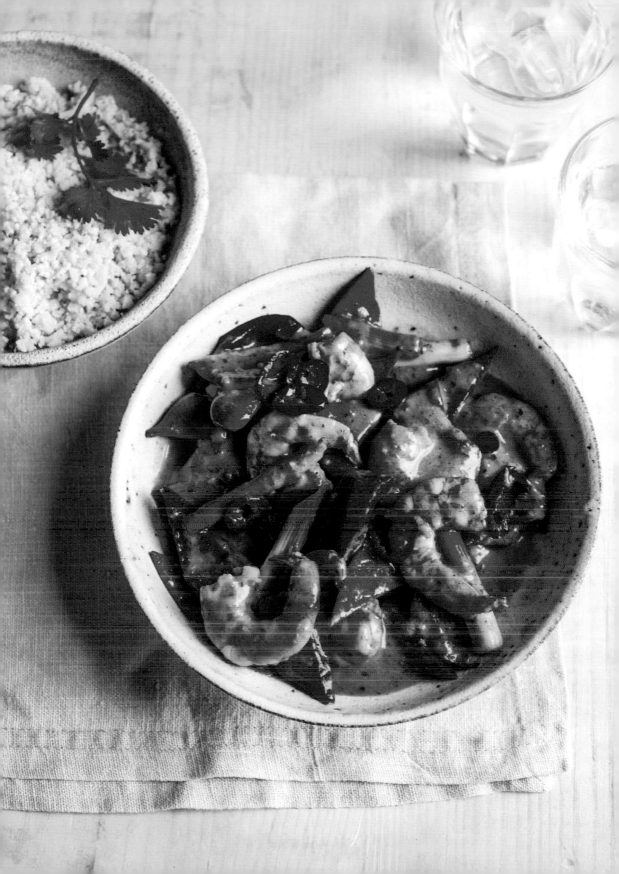

每份 | 熱量 **381** 大卡 | 蛋白質 **27** 克 | 脂肪 **24** 克 | 纖維 **2.5** 克 | 碳水化合物 **4** 克

淡菜佐香濃龍蒿醬

2 人份
生鮮淡菜 1 公斤
橄欖油 1 湯匙
韭蔥 1 根，修整切薄片（淨重約
　100 克）
大蒜 2 瓣，去皮切薄片
不甜白酒 100 毫升
全脂法式酸奶 75 克
新鮮龍蒿 3-4 根（約 5 克），
　採葉略切／乾龍蒿 1 茶匙

非斷食日
搭配根芹菜條（頁 182）。

用淡菜可做出美味、便宜、低卡及高蛋白質的餐點。沒煮過的人別卻步，這很容易，而且英國的養殖淡菜真是絕品。可搭配 50 克切片全穀天然酸種麵包或全穀麵包（熱量 119 大卡）。

1. 將淡菜倒入水槽，沖冷水充分刷淨，去除足絲。若外殼受損或敲擊未立即閉合都予以丟棄，好的放入濾盆。

2. 準備有蓋深型寬底湯鍋／淺砂鍋，以小火熱油；加入韭蔥、大蒜拌炒 2-3 分鐘，至軟化不焦。

3. 加入白酒、酸奶、龍蒿並充分調味，加強火侯將酒煮至微滾。

4. 拌入淡菜，蓋緊鍋蓋煮約 4 分鐘，至蒸氣將淡菜煮熟打開；攪拌均勻，加蓋煮 1-2 分鐘，至其餘食材煮熟。

5. 均分兩份，取出閉合的淡菜，淋上龍蒿高湯。

烹調技巧

★ 若沒有龍蒿，可用現切香芹或蒔蘿替代。

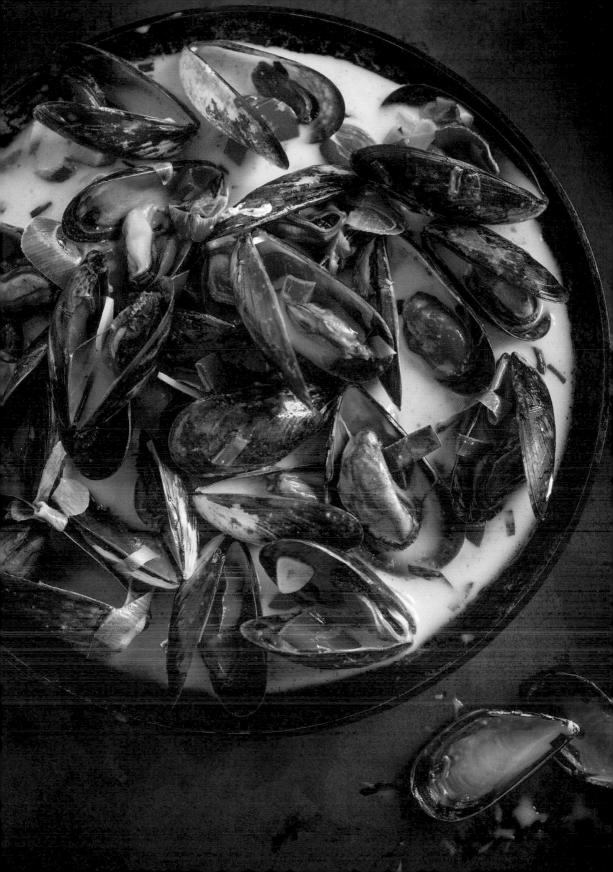

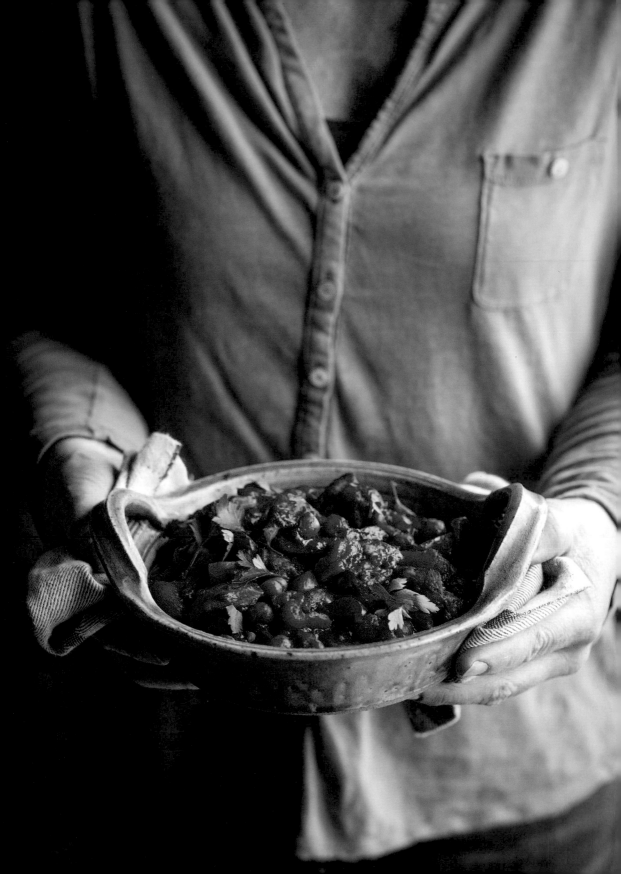

雞肉與火雞肉

雞肉與火雞肉是優質的蛋白質來源。本章收錄低碳版的經典菜，如帕瑪森脆皮雞柳·各式咖哩·砂鍋菜和烘烤類。選購食材時請以有信譽的品牌為主。

每份 | 熱量 **385** 大卡 | 蛋白質 **58** 克 | 脂肪 **17** 克 | 纖維 **0** 克 | 碳水化合物 **0** 克

檸檬烤雞腿

2 人份
帶骨雞腿排 4 塊（各約 150 克）
檸檬 1-2 顆，1 顆榨汁（約 2 湯
　匙），另一顆切 ¼（自由選擇）
橄欖油 1 湯匙
新鮮百里香葉子 2 湯匙／新鮮迷
　迭香 2-3 根，略切（亦可用乾
　燥香草 1 茶匙）
大蒜 1 顆，對切（自由選擇）

5:2

非斷食日
搭配烤胡桃南瓜及／或 3 湯匙藜
麥、糙米或野米。

這道多汁的香料風味雞，最適合搭配大份綠葉及彩色
沙拉與簡易沙拉醬（頁 241），或大份現煮蔬菜。當
然用碳烤也很美味。

1. 若雞肉要馬上烤，將烤箱預熱攝氏 200 度／旋風
　 式攝氏 180 度／瓦斯 6 檔。

2. 將雞肉、檸檬汁和橄欖油放入碗裡，加入百里香
　 ／迷迭香，以海鹽及大量黑胡椒粒調味拌勻。若
　 有時間，加蓋放入冷藏醃 1-4 小時。

3. 將雞肉帶皮面朝上放入烤盤，撒上香草，¼ 個檸
　 檬自由選擇，烤 15 分鐘；取出烤盤，若喜歡可
　 放入大蒜，再烤 20-25 分鐘，至雞肉熟透軟嫩微
　 焦。

烹調技巧

★ 雞肉去皮，每份熱量減少 25 大卡。

★ 若喜歡，可於烘烤時間最後 10 分鐘多撒一些香草。

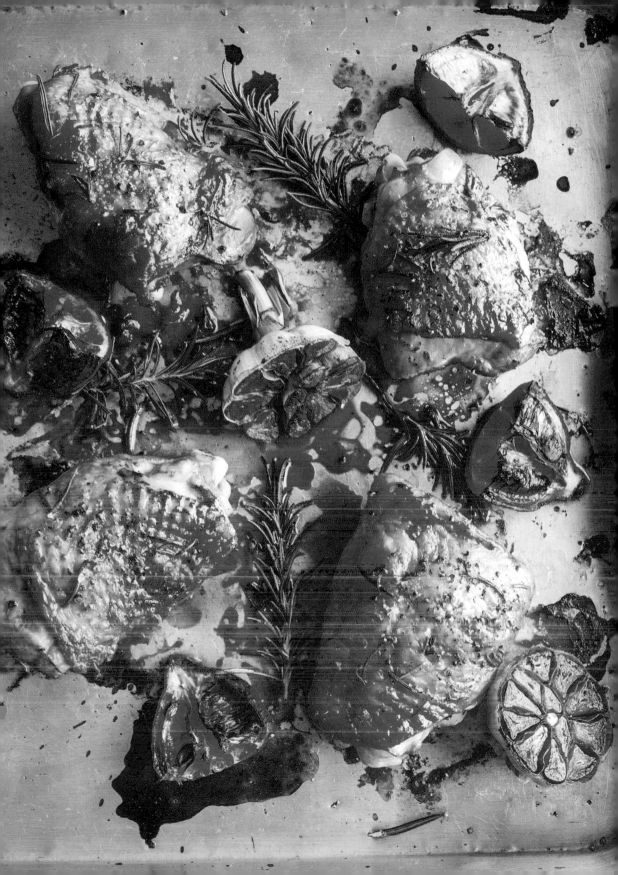

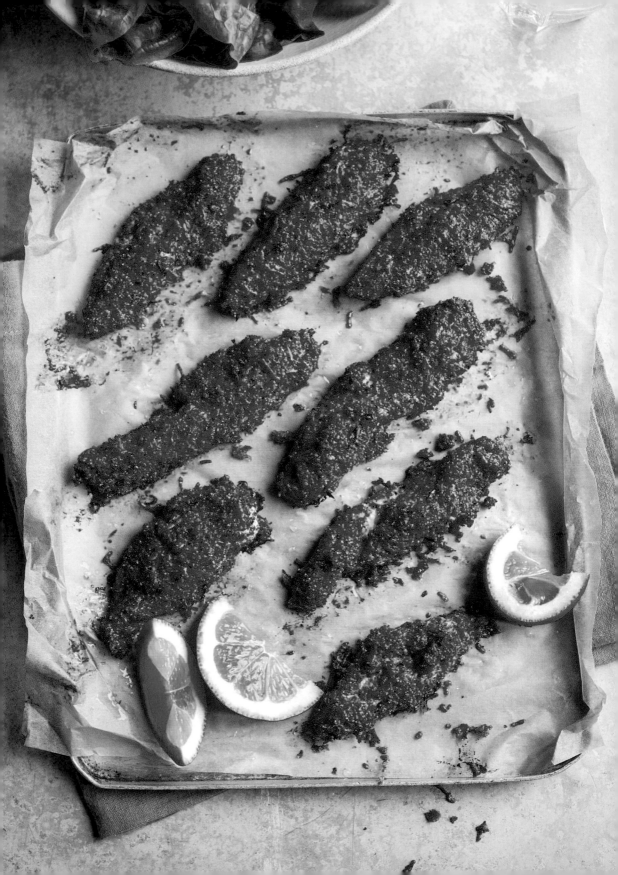

未達 **400** 大卡

帕瑪森脆皮雞柳

2 人份
雞蛋 1 顆
帕瑪森乳酪粉 50 克
快煮玉米粥 25 克（細玉米粉）
乾燥百里香 ½ 茶匙
紅椒粉 ½ 茶匙（非煙燻）
去骨去皮雞胸 2 片（約 400 克），
　各切 4-5 條雞柳
檸檬角，搭配用

非斷食日
可搭配檸檬美乃滋 —— 將優質全
脂美乃滋、刨細檸檬皮與檸檬汁
混合。亦可搭配一份烤根芹菜條
（頁 182）和小豌豆。

軟嫩的雞胸裹上金黃酥脆帕瑪森外衣。趁熱吃，搭配
大份綜合生菜和簡易沙拉醬（頁 241）、蒸櫛瓜片或
一大份甜豆。

1. 烤箱預熱攝氏 200 度／旋風式攝氏 180 度／瓦斯
   6 檔；大型烤盤鋪上不沾黏烘焙紙。

2. 將蛋打入中碗拌勻；另取一個碗，加入帕瑪森乳
   酪、玉米粉、百里香、紅椒粉、海鹽與大量黑胡
   椒粒拌勻，將一半倒入大盤子。

3. 分次操作，雞柳沾上蛋液，裹上帕瑪森玉米粉。
   若盤中的粉用完，再倒入剩餘的另一半。

4. 雞柳烘烤 12-14 分鐘，至熟透、金黃酥脆。

5. 均分兩盤，擠上檸檬汁食用。

烹調技巧

★ 可於多數超市購買迷你雞胸肉，加速備料時間。

未達 **500** 大卡 | 每份 | 熱量 **460** 大卡 | 蛋白質 **44.5** 克 | 脂肪 **18.5** 克 | 纖維 **8.5** 克 | 碳水化合物 **20** 克

單鍋烤雞

4 人份
煙燻豬背培根 2 片，切 2 公分條狀
洋蔥 1 顆，去皮切片
雞 1 隻（約 1.6 公斤）
橄欖油 1 湯匙
小紅蘿蔔 150 克，修整
小防風草（baby parsnip）150 克，
　去皮修整
熱雞高湯 200 毫升（1 塊雞湯塊製
　成）
不甜白酒 100 毫升，或額外高湯
新鮮百里香葉 1 湯匙／乾燥百里香
　½ 茶匙（自由選擇）
冷凍豌豆 200 克

非斷食日
增加份量。

將全部食材精華鎖住的單鍋雞肉料理，最適合當全家午餐。

1. 烤箱預熱攝氏 200 度／旋風式攝氏 180 度／瓦斯 6 檔。

2. 取耐熱砂鍋，放入培根及洋蔥作底，擺上全雞；灑上橄欖油，以海鹽及黑胡椒粒調味；不加蓋烤 30 分鐘，至全雞呈金黃色。

3. 將全雞取出備用，砂鍋內放入小紅蘿蔔和防風草；倒入高湯，若喜歡可加入白酒、百里香；將全雞放至蔬菜上，加蓋再烤 45-55 分鐘，至蔬菜軟化、全雞熟透。

4. 小心將雞取出，移至預熱的大餐盤；砂鍋置於爐台上，舀除湯面浮油；加入豌豆，攪拌煮至沸騰（注意鍋子非常燙）；沸騰煮 2-3 分鐘，至湯汁濃縮一半，調整口味。

5. 雞肉切大塊，放入深盤／深碗，搭配蔬菜淋上湯汁即可。

烹調技巧

★ 砂鍋必須夠大，可放入全雞並加蓋。若沒有砂鍋，可改用烤盤，以錫箔紙緊密包住全雞和蔬菜。

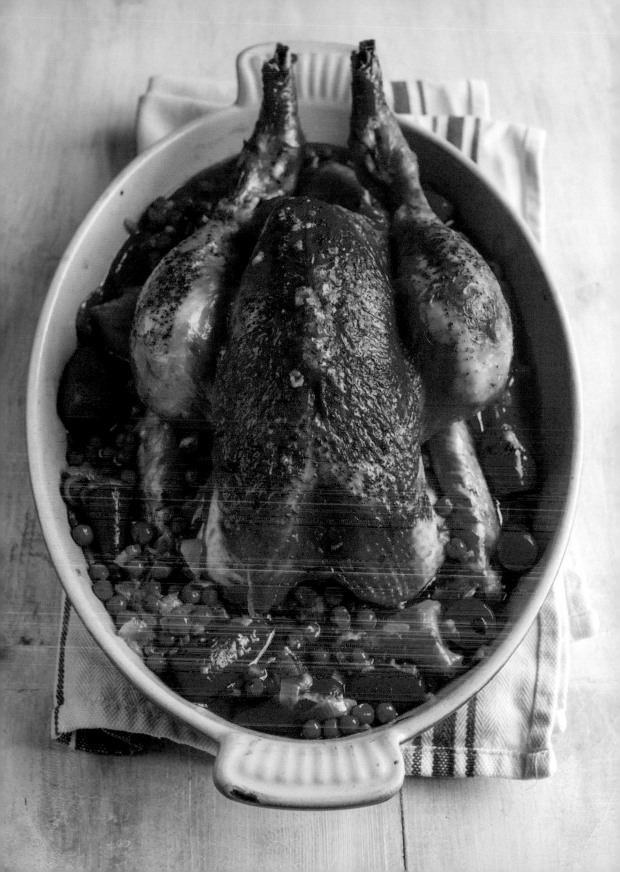

簡易砂鍋雞

4 人份
橄欖油 2 湯匙
去骨去皮雞腿 6 塊（約 600 克），
　各切 ¼
煙燻豬背培根 2 片，切 2 公分條狀
洋蔥 1 大顆，去皮切薄片
蘑菇 150 克，大顆對切／切片
罐頭番茄塊 1 罐，400 克
紅蘿蔔 3 根，修整切 1 公分片狀
雞湯塊 1 塊
各式乾香草 1 茶匙

非斷食日
增加份量，搭配 2-3 湯匙糙米／藜麥。砂鍋內可加入一罐白腰豆／皇帝豆，並多灑些橄欖油。

適合當全家晚餐的暖心食物，剩餘的可隔天加熱，或冷凍改天吃。搭配大量現煮綠葉蔬菜，如高麗菜、青花菜、四季豆、羽衣甘藍。

1. 烤箱預熱攝氏 200 度／旋風式攝氏 180 度／瓦斯 6 檔。

2. 取耐熱砂鍋，以中火熱油；加入雞肉、培根、洋蔥、蘑菇，取少許海鹽及大量黑胡椒粒調味，拌煮 6-8 分鐘，至洋蔥微焦，雞肉表面略呈焦黃。

3. 加入番茄、紅蘿蔔，揉碎雞湯塊、乾香草和 400 毫升水拌勻；煮至微滾，加蓋烘烤 40 分鐘，至雞肉軟嫩。

每份 | 熱量 **321** 大卡 | 蛋白質 **44.5** 克 | 脂肪 **11** 克 | 纖維 **3.5** 克 | 碳水化合物 **10** 克

帕瑪火腿雞肉捲

4 人份
去骨去皮雞胸肉 4 塊（各約 150 克）
帕瑪火腿 4 片
橄欖油 2 湯匙
洋蔥 1 顆，去皮切碎
大蒜 2 瓣，去皮拍碎
番茄塊 1 罐，400 克／番茄糊 500 克
乾燥奧勒岡 1 茶匙
嫩菠菜葉 200 克
帕瑪森乳酪粉 25 克

非斷食日
搭配淋上橄欖油的沙拉。

這道菜在我們家人氣很高，可搭配大份綜合生菜。

1. 雞肉置於砧板，蓋上保鮮膜；用擀麵棍拍打至厚度約 2 公分；取海鹽及黑胡椒粒調味；將每片雞肉以一片帕瑪火腿捲妥。

2. 取大型不沾平底鍋／耐熱淺砂鍋熱 1 匙油；放入雞肉捲，中火煎 3-4 分鐘，至表面微焦，移至餐盤。

3. 鍋裡加入洋蔥和剩餘的油，微炒 5 分鐘，加入大蒜再快炒幾秒鐘。

4. 加入番茄塊／糊、奧勒岡、300 毫升水和菠菜，一次一把（鍋裡看起來滿是食材）。煮至微滾再煮 2-3 分鐘，偶爾攪拌至菠菜非常軟；調味。

5. 將雞肉捲放回鍋內，泡入醬汁；微滾煮 18-20 分鐘，至軟嫩熟透，視情況加水；食用前撒上乳酪。

烹調技巧

★ 剩餘的雞肉捲和醬汁放入有蓋容器，可冷凍一個月。食用前先徹底解凍，再以微波爐加熱；或是切片連同醬汁用平底鍋煮至滾燙。

雞肉與火雞肉　　**143**

每份 ｜ 熱量 **447** 大卡 ｜ 蛋白質 **41** 克 ｜ 脂肪 **17** 克 ｜ 纖維 **10** 克 ｜ 碳水化合物 **27** 克

簡易雞肉塔吉鍋（Tagine）

2 人份
橄欖油 2 湯匙
洋蔥 1 顆，去皮切薄片
去骨去皮雞腿 3 塊（約 300 克），
　切 ¼
孜然粉 1½ 茶匙
香菜粉 1½ 茶匙
肉桂粉 ¼ 茶匙
紅椒 1 顆，去籽，切 3 公分塊狀
番茄塊 1 罐，400 克
鷹嘴豆 1 罐，210 克，瀝乾（淨重
　約 130 克）
杏桃乾 4 顆，約 25 克，切大塊
雞湯塊 1 塊
新鮮香菜／香芹 一把，葉子略切，
　搭配用

非斷食日
增加份量，搭配 3 湯匙藜麥／布格
麥（Bulgur wheat）。

這道摩洛哥式砂鍋菜加入富含纖維的鷹嘴豆，好吃又飽足。別因為食材多而卻步，將雞肉炒上色，送入烤箱便大功告成。可搭配大份四季豆／綠葉沙拉。

1. 烤箱預熱攝氏 200 度／旋風式攝氏 180 度／瓦斯 6 檔。

2. 中型耐熱砂鍋以中火熱油；加入雞肉、洋蔥拌炒 6-8 分鐘，至洋蔥軟化。

3. 灑上香料，快炒幾秒鐘。

4. 加入紅椒、番茄、鷹嘴豆、杏桃乾、揉碎雞湯塊和 250 毫升水，以海鹽及大量黑胡椒粒調味，煮至微滾；放入烤箱烤 45 分鐘，至雞肉軟嫩、醬汁濃稠。

5. 撒上香菜／香芹。

烹調技巧

★ 想吃辣一點，可於加入番茄時多加 1 湯匙哈里薩辣椒醬（harissa paste）。無肉版本可捨去雞肉（每份熱量 163 大卡），改用蔬菜湯塊和 200 克胡桃南瓜丁。

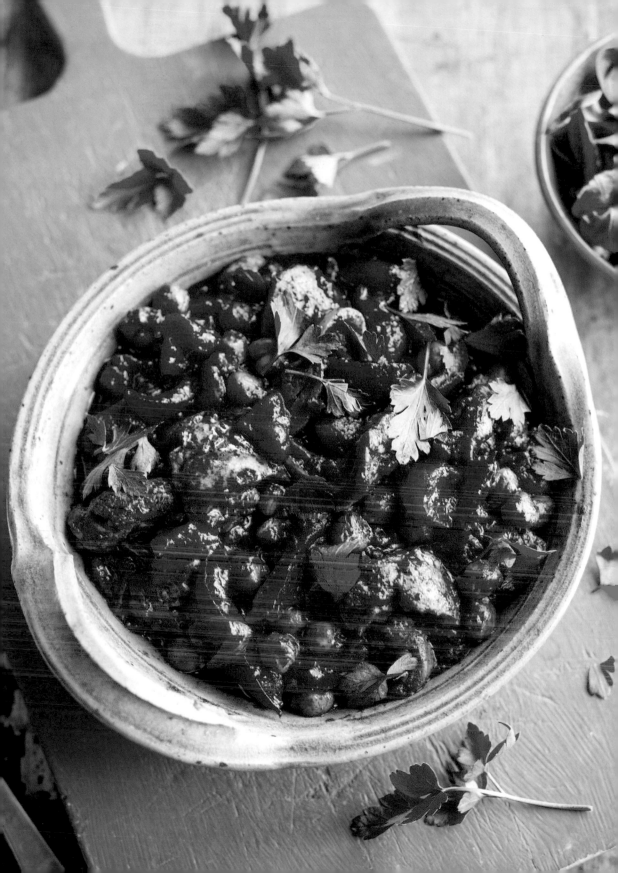

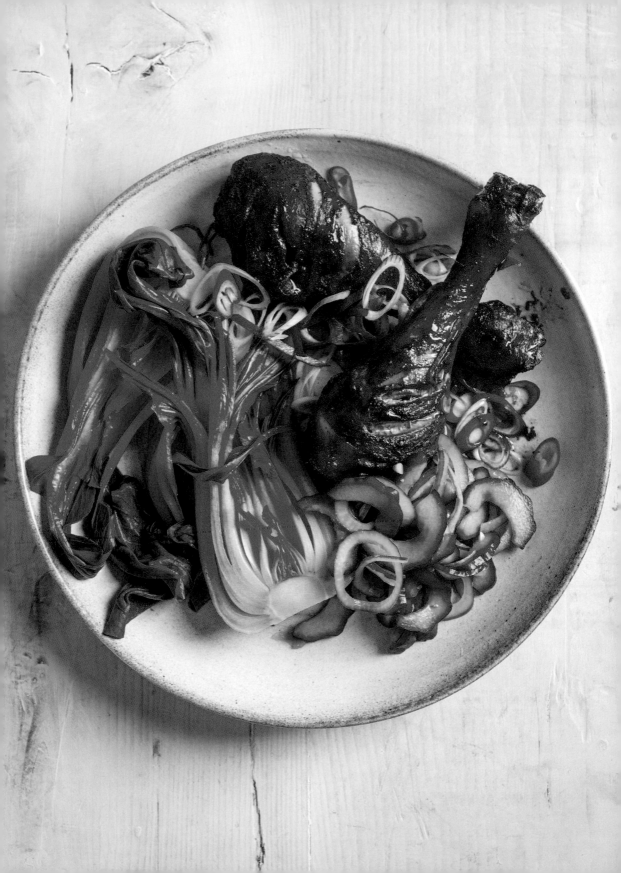

未達 **300** 大卡

中式烤雞腿

4 人份
中式五香粉 2 茶匙
黑醬油 4 湯匙
麻油 2 茶匙
大蒜 2 瓣，去皮拍碎
雞腿 8 隻
青蔥 2 根，修整切蔥花
（自由選擇）

非斷食日
搭配 3 湯匙糙米／藜麥。

這道料理除了用烤箱烤，烤肉爐也超棒。可搭配蒸小白菜、嫩洋甘藍或大份綜合生菜。

1. 將五香粉、黑醬油、麻油、大蒜於大碗充分攪拌；雞腿最厚的部位劃 2-3 刀，浸入醃料；加蓋冷藏醃 30 分鐘至數小時，偶爾翻面。

2. 烤箱預熱攝氏 220 度／旋風式攝氏 200 度／瓦斯 7 檔；大烤盤鋪上錫箔紙。

3. 雞腿放入烤盤，烘烤 20 分鐘，保留剩餘的醃料。

4. 取出烤盤，將剩餘醃料豪邁地刷上雞腿，再烤 10-15 分鐘，至雞腿熟透軟嫩。

5. 自由選擇撒上蔥花。

烹調技巧

★ 可搭配速醃黃瓜。將半顆小紫洋蔥切薄片，半根小黃瓜去籽切薄片，淋上 1.5 湯匙蘋果醋拌勻，取一大撮海鹽調味，靜置 30 分鐘。

印度香料咖哩雞（Chicken tikka masala）

2 人份

印度香料咖哩糊（tikka curry paste）1 湯匙

全脂希臘優格 4 湯匙

去骨去皮雞胸 2 塊（約 350 克），切 3 公分塊狀

椰子油／菜籽油 1 湯匙

新鮮香菜，搭配用（自由選擇）

紅辣椒 ½ 根，切片，搭配用（自由選擇）

特調辛香醬

椰子油／菜籽油 1 湯匙

洋蔥 1 顆，去皮切碎

大蒜 2 瓣，去皮拍碎

生薑 15 克，去皮研末

印度香料咖哩糊（tikka curry paste）2 湯匙

番茄糊 1 湯匙

非斷食日

搭配一份薄荷優格醬（頁 106）及 2-3 湯匙糙米／一片全穀印度薄餅。

健康版本的人氣咖哩，遠比外帶咖哩好得多。選用優質印度香料咖哩糊（tikka curry paste）。可搭配蒸綠葉蔬菜或花椰菜米（頁 242）。

1. 將咖哩糊、優格和兩大撮海鹽放入碗中拌勻；加入雞肉，均勻沾上咖哩糊；加蓋冷藏醃至少 1 小時或更久，隔夜尤佳。

2. 特調辛香醬於出餐前 15 分鐘製作。取大型不沾湯鍋以中火熱油，拌炒洋蔥 5 分鐘，至軟化；加入大蒜、薑、咖哩糊拌炒 1.5 分鐘；倒入 300 毫升水，加入番茄糊攪拌煮至微滾，再煮 5 分鐘。離火，用手持攪拌器攪拌，置於一旁備用。

3. 另取大型不沾平底鍋，倒入剩餘的油以中大火加熱，放入醃雞肉煎 3 分鐘至微焦，時常翻面。

4. 加入特調醬汁，不停攪拌，微滾後再煮 3-4 分鐘，至雞肉熟透。若醬汁過稠可加水。

5. 依喜好撒上切碎香菜和辣椒。

烹調技巧

★ 若沒有攪拌器可省略此步驟，但醬汁無法如此滑順。

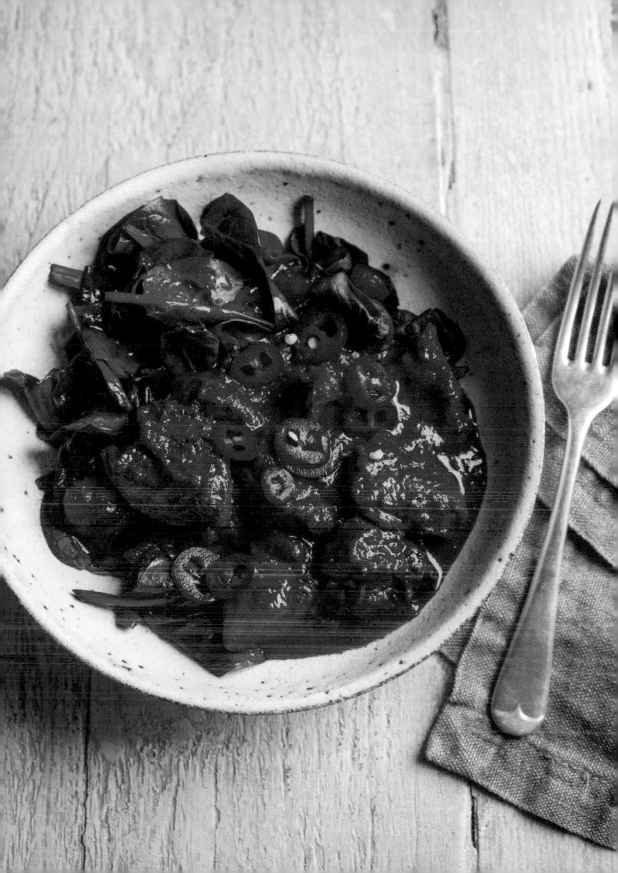

每份 | 熱量 **421** 大卡 | 蛋白質 **47** 克 | 脂肪 **17** 克 | 纖維 **7** 克 | 碳水化合物 **17** 克

香腸甜椒烤雞腿

2 人份
紫洋蔥 1 顆，去皮切 12 片
番茄 4 顆，切 ¼
甜椒（顏色不拘）2 顆，去籽切
　3 公分塊狀
橄欖油 1 湯匙
去骨去皮雞腿排 4 片（約 400 克）
辣味煙燻紅椒粉 ½ 茶匙
西班牙香腸 25 克，切丁

非斷食日
增加份量，放入香腸同時加入瀝
乾的 400 克罐裝皇帝豆。

簡單的一道烤雞，充滿健康的地中海式食材和美妙的
西班牙風味。搭配大份綠葉沙拉。

1. 烤箱預熱攝氏 200 度／旋風式攝氏 180 度／瓦斯
　6 檔。

2. 大烤盤內鋪上洋蔥、番茄、甜椒，灑上橄欖油稍
　微拌一下。將雞腿排置於蔬菜間，撒上紅椒粉，
　取海鹽及大量黑胡椒粒調味，烤 30 分鐘。

3. 取出烤盤，加入香腸再烤 5 分鐘，至其發燙微
　焦。

簡易牙買加烤雞

4 人份
去骨去皮雞腿排 8 片（約 800 克）

醃料
洋蔥 1 顆，去皮略切塊
大蒜 2 瓣，去皮
加勒比海紅辣椒（scotch bonnet chilli）1 顆／乾辣椒片 1 茶匙
萊姆汁 1 大顆，另備萊姆角搭配用
黑醬油 2 湯匙
乾燥百里香 1 茶匙
百味胡椒粉（allspice）1 茶匙

非斷食日
主食材改成熱量較高的帶骨帶皮雞腿排。可搭配椰奶煮糙米佐罐裝眉豆／紅腰豆、自製高麗菜沙拉（頁 87）、番茄酪梨萊姆橄欖油莎莎醬（salsa）。

香辣多汁的加勒比海式烤雞，烤箱、烤肉爐皆宜。可搭配大份綜合生菜。

1. 將醃料、一撮海鹽和大量黑胡椒粒，用食物調理機打成糊狀；或將洋蔥碎、大蒜碎、辣椒末和其餘食材混合（處理完辣椒將手洗淨），倒入大碗。

2. 於雞肉最厚的部位劃上幾刀，與醃料拌勻，加蓋冷藏醃至少 2 小時至隔夜。

3. 烤箱預熱攝氏 200 度／旋風式攝氏 180 度／瓦斯 6 檔。大烤盤鋪上錫箔紙。

4. 雞肉放入烤盤，刷上厚厚醃料；烤 25 分鐘，至熟透微焦。

5. 搭配萊姆角食用。

烹調技巧

★ 若使用烤肉爐，先以中火將雞肉表面煎封鎖住肉汁，再移至邊緣或上層以小火烤約 25-30 分鐘。偶爾翻面，並確保肉烤熟。

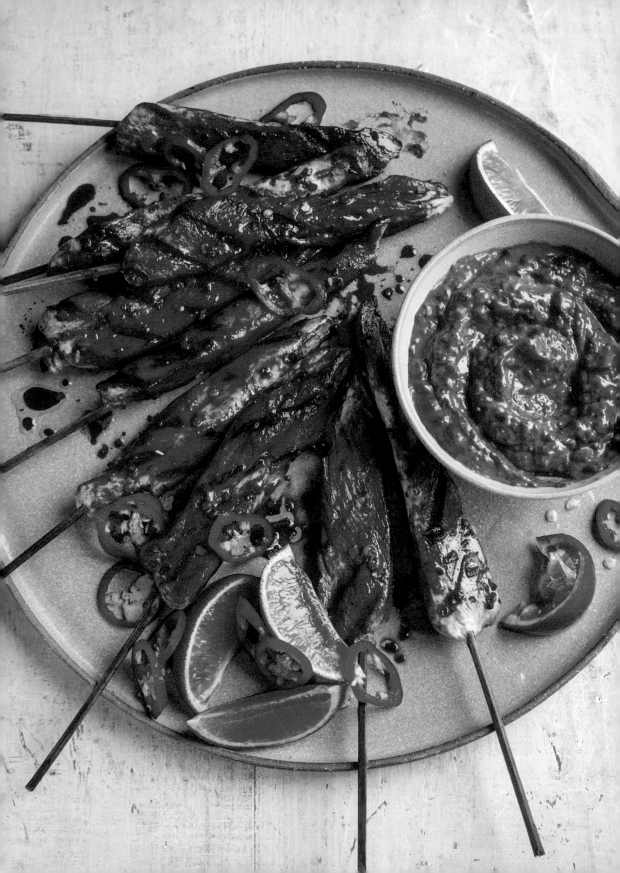

未達 **300** 大卡

沙嗲雞（Satay Chicken）

4 人份
椰子油／菜籽油 1 湯匙
萊姆汁 1 顆（約 2 湯匙）
乾辣椒片 ½ 茶匙
黑醬油 2 茶匙
去骨去皮雞胸 3 塊（各約 175 克），
　切 16 條
萊姆角，搭配用
青辣椒 1 根，切片（自由選擇）

沙嗲醬
無糖顆粒花生醬 60 克，約 4 湯匙
黑醬油 1 湯匙
生薑 15 克，去皮研末

準備 20 公分竹串（泡水 15 分鐘）／
金屬串，共 16 支

非斷食日
增加份量並搭配小份糙米飯。

既然堅果已回歸食譜，斷食日可以將好吃又飽足的沙嗲醬當作沾醬或淋醬。我們喜歡用波浪烤盤做這道菜，但用烤肉爐或烤爐也行。沙嗲雞冷食也好吃，適合帶便當，可搭配綜合生菜。

1. 若用椰子油，先用小湯鍋將其融化，倒入中碗；加入萊姆汁、醬油、辣椒片和大量黑胡椒粒拌勻；放入雞柳充分混合。

2. 迅速串起雞柳，因為萊姆汁會慢慢「調理」雞肉，椰子油也會開始凝固。

3. 於大型烤盤／不沾平底鍋輕抹一層油，依雞肉厚度每面以中大火各煎 3-4 分鐘至熟透微焦。

4. 同時，製作沙嗲醬。取小湯鍋倒入花生醬、黑醬油、生薑和約 4 湯匙水；小火慢煮，不停攪拌至花生醬軟化、醬汁濃稠發亮。視情況多加些醬油／水。

5. 附上萊姆角、青辣椒自由選擇、沙嗲醬另盛入小碟，或直接淋上。

烹調技巧

★ 若使用烤肉爐／烤爐請選擇金屬串。

墨西哥炒火雞包生菜

4 人份
美生菜 1 顆
橄欖油／菜籽油 1 湯匙
火雞胸肉薄片 400 克，切細條
紫洋蔥 1 顆，去皮切 12 片
甜椒（紅黃各一）2 顆，去籽薄
　切片
辣味煙燻紅椒粉 1 茶匙
孜然粉 1 茶匙
香菜粉 1 茶匙
新鮮香菜一把，略切，搭配用
全脂天然希臘優格 100 克
萊姆角，搭配用

非斷食日
火雞肉加上酪梨醬和乳酪絲。依
喜好搭配小份優質全穀捲餅。

這道料理用火雞肉完美取代雞肉，用美生菜捲美味的
墨西哥餡料更是適合不過，讓大家想吃多少自己來。

1. 將美生菜梗部末端切下，剝開菜葉，至少 8 片；
　洗淨瀝乾，置於砧板／餐盤。

2. 取大型不沾平底鍋以中火熱油；加入火雞肉、
　洋蔥、甜椒拌炒 5-6 分鐘，經常攪拌至火雞肉熟
　透、蔬菜軟化微焦。

3. 加入香料炒 1-2 分鐘；以海鹽和大量現磨黑胡椒
　粒調味。

4. 直接以平底鍋上桌，或盛入預熱餐盤，豪邁地撒
　上香菜。

5. 將火雞肉舀入生菜葉，加上優格，搭配萊姆角。

烹調技巧

★ 墨西哥烤雞用的調味料儘量忍著別用，裡頭多半添
　加糖分。

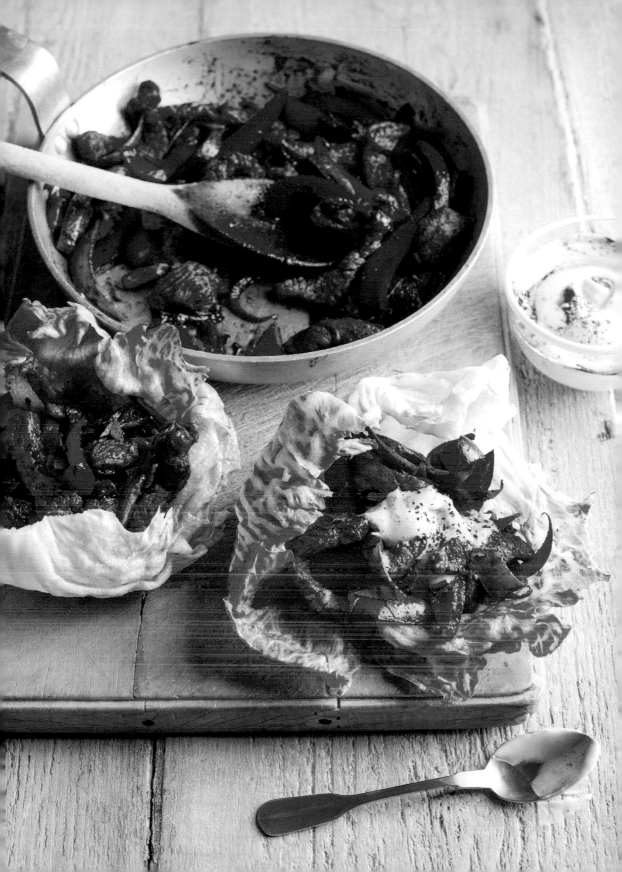

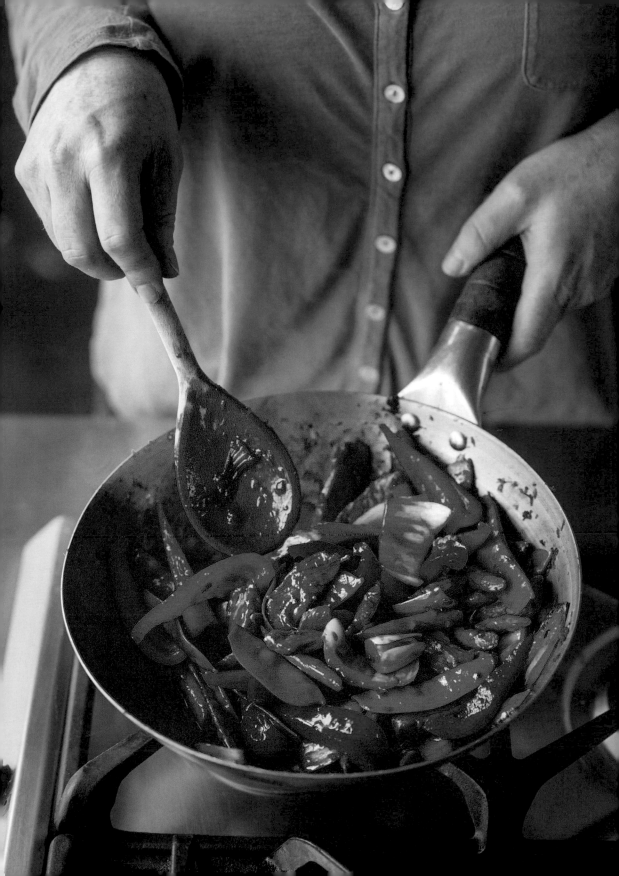

豬肉與火腿

豬肉是一種變化萬千的肉類，我們開發了各式食譜，如辣炒豬肉、松子波菜培根櫛瓜麵，再到豪華慢烤完美手撕豬。盡量選購戶外飼養認證豬隻。

每份 | 熱量 **192** 大卡 | 蛋白質 **28** 克 | 脂肪 **5** 克 | 纖維 **0.5** 克 | 碳水化合物 **3** 克

完美手撕豬

6 人份
帶皮豬肩胛肉 1 公斤

醃料
番茄糊 45 克（約 3 湯匙）
墨西哥辣醬（chipotle paste）
　30 克（約 2 湯匙）
柳橙汁 2 大顆
萊姆汁 2 顆
海鹽片 1 茶匙
孜然粉 1 茶匙
百味胡椒粉 1 茶匙
黑胡椒粗粒 1 茶匙

5:2

非斷食日
搭配現成玉米餅和大份沙拉。

這道多汁帶勁的豬肉料理，重新加熱依然美味，可保留至隔天享用。搭配小寶石蘿蔓或蘿蔓生菜食用，撒上醃黃瓜丁。

1. 製作醃料，將番茄糊、辣醬、柳橙汁、萊姆汁、海鹽和香料於非金屬大碗拌勻。

2. 豬肉去筋，浸入醃料；時常翻面，至充分沾附，加蓋冷藏醃至少 8 小時或隔夜。

3. 烤箱預熱攝氏 170 度／旋風式攝氏 150 度／瓦斯 3 檔。

4. 將豬肉連同醃料倒入中型砂鍋，加蓋烤約 3 小時，至叉子能輕易將豬肉散開。每 1-2 小時查看一下，視情況加水，保持豬肉濕潤。

5. 豬肉移至砧板／預熱大餐盤，用兩支叉子將肉撥絲，皮及肥肉丟棄；淋上一點香辣肉汁食用。

烹調技巧

★ 適合搭配自製高麗菜沙拉（頁 87）；或選擇優質現成高麗菜沙拉，熱量另計。

★ 煙燻墨西哥辣醬可在超市世界食品區內的墨西哥架上找到；或改用 2 茶匙煙燻辣味甜椒醬。

★ 人數少的時候，將豬肉及醃料減半，並稍微縮短烹調時間。

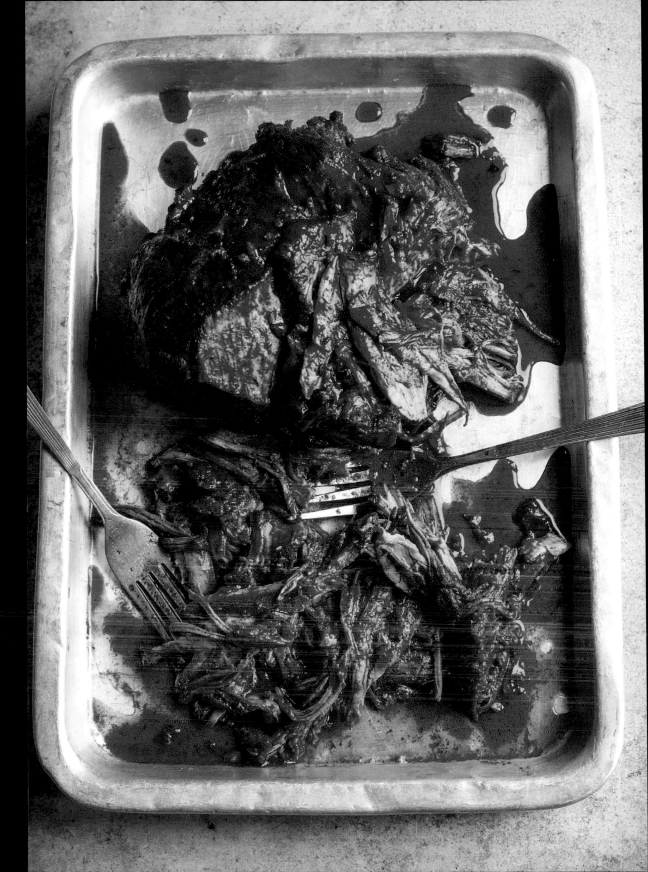

洋蔥煨香腸佐花椰菜泥

4 人份
橄欖油／菜籽油 2 茶匙
優質多肉英式早餐腸（**chipolata sausage**）12 根（每包 375 克）
洋蔥 1 顆，去皮切薄片
熱高湯 300 毫升（由豬湯塊和雞湯塊各半製成）
減糖番茄醬 2 湯匙
玉米粉 2 茶匙

花椰菜泥
花椰菜 1 顆，修整切朵狀，梗切薄片（淨重 700 克）
橄欖油 1 湯匙

非斷食日
增加份量，花椰菜泥加入一大塊奶油或熟成切達乳酪（Cheddar）刨絲拌勻。

誰能相信低碳飲食可以吃香腸和蔬菜泥？我們的滑順「蔬菜泥」用花椰菜取代馬鈴薯，美味依舊。可加入大量現煮綠葉蔬菜，如燙菠菜、高麗菜絲或豆類。

1. 製作花椰菜泥，取中型鍋子準備半鍋沸水；加入花椰菜，煮沸後再煮 15-20 分鐘，至極為柔軟；瀝乾放回鍋內，加入橄欖油、幾撮鹽和大量黑胡椒粒，用手持攪拌器或待冷卻倒入食物調理機打成泥（亦可用搗馬鈴薯器用力搗）。將花椰菜以文火保溫，偶爾攪拌。

2. 同時，取大型不沾平底鍋熱油，香腸微煎 5 分鐘，時常翻面；加入洋蔥炒 8-10 分鐘至香腸熟透、洋蔥軟化微焦。

3. 加入高湯和番茄醬煮至微滾；玉米粉倒入小碗加 1 湯匙冷水調勻倒入鍋內；以黑胡椒粒充分調味，不停攪拌，煮 1-2 分鐘至濃稠發亮，調整口味。

4. 將花椰菜泥均分至四個預熱餐盤，放上香腸和醬汁。

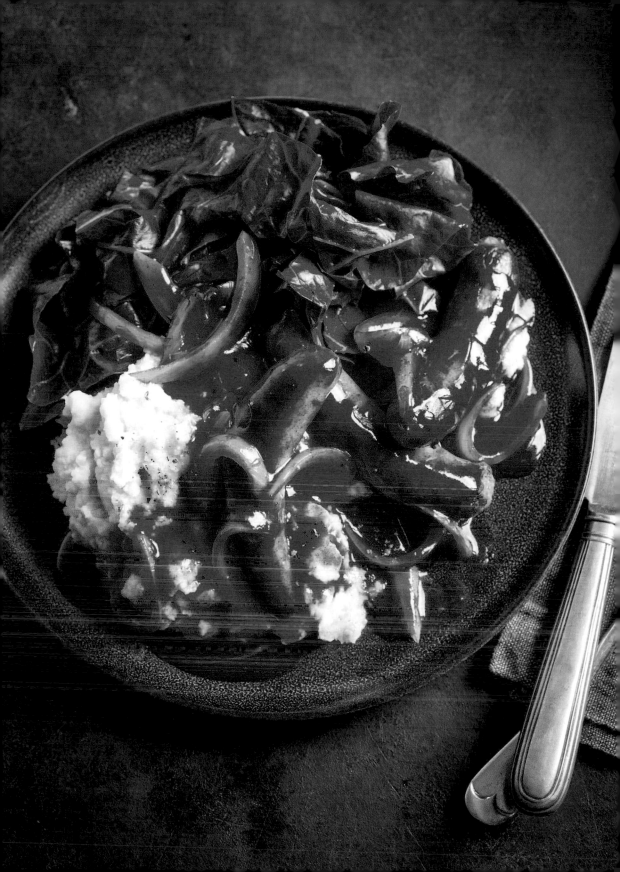

每份 │ 熱量 **445** 大卡 │ 蛋白質 **30** 克 │ 脂肪 **26** 克 │ 纖維 **8** 克 │ 碳水化合物 **19** 克

未達 **500** 大卡

偷懶法式砂鍋菜

4 人份
橄欖油 1 湯匙
辣味香腸 6 根（約 400 克），
　　如土魯斯香腸（Toulouse）／
　　辣味豬肉香腸
洋蔥 1 大顆，去皮切薄片
煙燻培根／義式培根／培根 100
　　克，切丁
菜豆／白腰豆 1 罐，400 克，
　　瀝乾洗淨
番茄塊 1 罐，400 克
乾燥綜合香草 1 茶匙
香芹 一大把，搭配用

非斷食日
搭配烤全穀麵包沾橄欖油。

這道暖心料理源自於法國。豆類如扁豆，富含纖維，經證實可改善睡眠品質。趁熱搭配大份綠葉蔬菜食用。

1. 取寬底不沾湯鍋／耐熱砂鍋熱油；加入香腸以中火煎約 5 分鐘，經常翻面，表面微焦後移至砧板。

2. 加入洋蔥、培根丁拌炒 3-5 分鐘至色澤金黃。

3. 香腸切半入鍋，加入白腰豆、番茄、香草和 150 毫升水，煮至微滾；約略蓋上鍋蓋，煮 18-20 分鐘，偶爾攪拌，若醬汁過稠加點水。

4. 依口味以海鹽及大量黑胡椒粒調味，拌入香芹食用。

烹調技巧

★ 利用口味濃郁的香腸製作這道料理，可大幅增添醬汁風味。若只找得到傳統品項，可加入半塊雞湯塊、增加香草份量、撒上 ½ 茶匙乾辣椒片。

未達 **400** 大卡

蘋果韭蔥煎豬排

2 人份
里肌肉 2 塊，（各約 135 克）
橄欖油／菜籽油 1 湯匙
蘋果 1 小顆，去核，切 ¼ 後切片
韭蔥 1 根，修整約切 1 公分片狀
豬肉／雞高湯 200 毫升（用 ½ 塊
　湯塊煮成）
第戎／全穀芥末醬 1 茶匙
全脂法式酸奶 45 克（約 3 湯匙）

5:2

非斷食日
搭配幾湯匙糙米飯／蕪菁泥（頁
180）。

高飽足感的絕品豬肉料理，含腸道微生物喜愛的益菌生纖維（prebiotic fibre）。可搭配大份現煮綠葉蔬菜、櫛瓜或四季豆。

1. 將豬肉兩面抹上海鹽和大量黑胡椒粒調味；取不沾平底鍋以中火熱油，視豬肉厚度調整每面各煎 3-4 分鐘，至微焦熟透，煎過久口感會變硬，放至預熱餐盤。

2. 加入蘋果、韭蔥炒 2 分鐘，至微焦即將軟化。

3. 加入高湯、芥末醬煮至微滾；不停攪拌再煮 3 分鐘使韭蔥軟化，湯汁濃縮至約 ⅓；拌入法式酸奶，煮至奶油融化冒泡。

4. 豬肉放回鍋內，徹底加熱 1-2 分鐘再上桌。

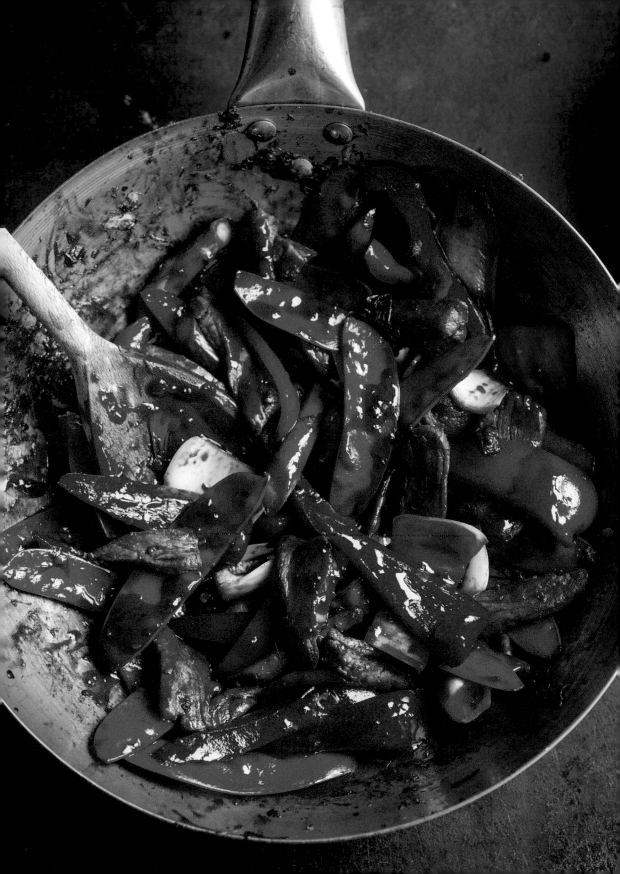

辣炒豬肉

2 人份
豬腰內肉（菲力）250 克，修整
　縱向對切，切 1 公分片狀
椰子油／菜籽油 1 湯匙
什錦炒青菜 1 包，320-350 克裝
生薑 15 克，去皮研末

辛香醬
玉米粉 1 茶匙
黑醬油 1 湯匙
液態蜂蜜 1 茶匙
乾辣椒片 ¼-½ 茶匙

5:2

非斷食日
加入全穀／蕎麥麵，醬汁內加些
煮麵水；亦可搭配幾湯匙糙米
飯。

一道超級快速又好吃的快炒料理。

1. 豬肉抹上海鹽和大量現磨黑胡椒粒調味。

2. 取大型不沾平底鍋／炒菜鍋，以中大火熱油；加
　入豬肉拌炒 3-4 分鐘至微焦熟透。

3. 加入蔬菜連同豬肉炒 2-3 分鐘；放入生薑快炒幾
　秒鐘。

4. 同時，將玉米粉、黑醬油、蜂蜜、辣椒片於小
　碗拌勻；倒入鍋中拌炒 1-2 分鐘，至蔬菜軟嫩發
　亮。可依口味多加點黑醬油。

烹調技巧

★ 剩餘的豬肉以錫箔紙包緊，冷凍保存可達三個月。

★ 主食材可改用牛柳條、雞肉或豆腐。原食譜的豬肉
　熱量為每份 154 大卡，更換食材須調整熱量。

未達 **400** 大卡

每份 | 熱量 **308** 大卡 | 蛋白質 **35** 克 | 脂肪 **7** 克 | 纖維 **6** 克 | 碳水化合物 **23.5** 克

帕瑪火腿豬肉捲與南瓜泥

3 人份
胡桃南瓜 1 公斤
豬腰內肉（菲力）400 克，切除
　脂肪和筋
帕瑪火腿 3 片

5:2

非斷食日
三人份餐點供兩人食用，每人份
量加大。

只用三種食材與不到 10 分鐘的備料時間，烤出美味
無比的料理。重新加熱依然好吃，可以隔天當午餐／
晚餐。搭配大量現煮羽衣甘藍絲、高麗菜絲或其他綠
葉蔬菜。

1. 烤箱預熱攝氏 200 度／旋風式攝氏 180 度／瓦斯
　6 檔；烤盤鋪上錫箔紙。

2. 南瓜整顆帶皮放入烤盤，用刀尖戳 8-10 下，烤 1
　小時。

3. 用帕瑪火腿捲妥豬肉，靠著南瓜排列，再烤
　25-30 分鐘，至豬肉烤透、南瓜軟嫩（可輕鬆將
　刀子推入）。

4. 將火腿捲放入預熱餐盤，覆蓋錫箔紙靜置。同
　時，將南瓜縱向對切，用大湯匙舀出南瓜籽丟
　棄、瓜肉放入碗裡用海鹽及黑胡椒粒調味並搗成
　泥。

5. 將火腿置於砧板，切厚片保留肉汁；南瓜泥舀入
　預熱餐盤，鋪上切好的火腿捲，淋上肉汁即可。

烹調技巧

★ 烤南瓜搭配其他餐點也很適合，烘烤時間依南瓜大
　小而異。每份 150 克南瓜泥含熱量 55 大卡。

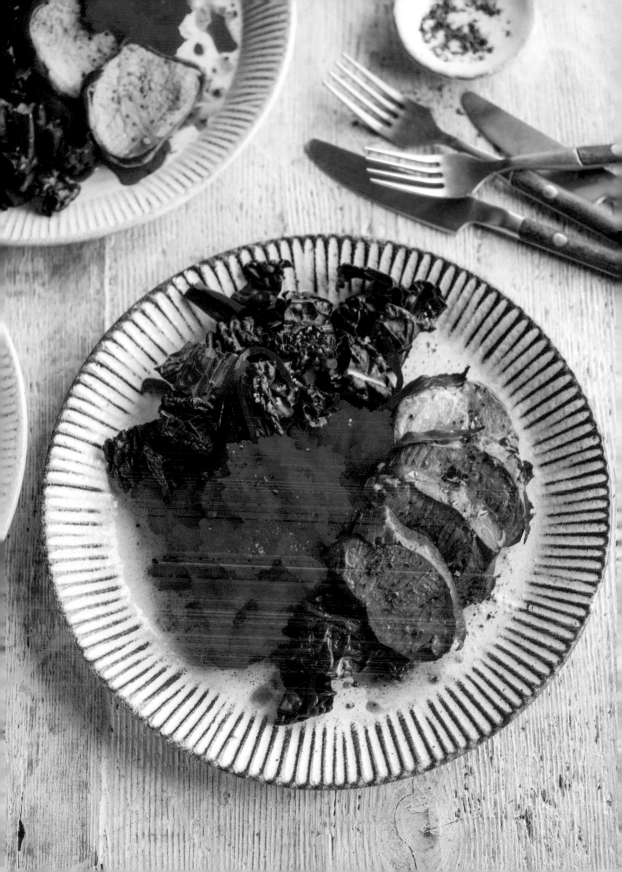

未達 **500** 大卡 | 每份 | 熱量 **461** 大卡 | 蛋白質 **21** 克 | 脂肪 **27** 克 | 纖維 **7** 克 | 碳水化合物 **29** 克

松子菠菜培根櫛瓜麵

2 人份
全穀乾燥義大利麵 80 克
櫛瓜 1 大根，修整以螺旋刨絲器
　刨絲（頁 242，或 250 克現成
　櫛瓜絲）
松子 20 克
煙燻培根／義式培根／培根 50
　克，切丁
橄欖油 1 湯匙
嫩菠菜葉 150 克
費達乳酪 80 克

5:2

非斷食日
增加全穀義大利麵份量。

添加一點義大利麵，使這道料理口感更有層次，卻不會增加過多熱量。可搭配沙拉 —— 用結球菊苣（radicchio）或紅菊苣（red chicory）添加抗氧化物。

1. 大湯鍋注水半滿煮沸；加入義大利麵，煮沸後再煮 10-12 分鐘至麵煮軟；加入櫛瓜絲快速混合，立即撈起瀝乾，用冷水稍加沖洗。

2. 另取一支不沾湯鍋，加入松子、培根丁和一半的油，中火拌炒 2-3 分鐘至微焦；以餐盤盛妥，湯鍋擺回爐台。

3. 加入菠菜及剩餘的油，中火拌炒 1-2 分鐘至軟嫩；加入揉碎 ⅔ 費達乳酪，調味並煮至融化，使菠菜裹附乳白汁液。

4. 將義大利麵及櫛瓜絲倒回大湯鍋；加菠菜、費達乳酪醬汁，用兩支叉子以中火均勻拌炒 1-2 分鐘。

5. 均分至兩淺碗，揉入剩餘 ⅓ 費達乳酪，撒上松子及培根丁。

烹調技巧

★ 不吃豬肉可省略義大利培根丁，總熱量每份減少 60 大卡。

★ 螺旋刨絲器可將櫛瓜等蔬菜刨成麵條狀細絲。若沒有刨絲器，可用現成櫛瓜絲，或用馬鈴薯削皮刀來削。

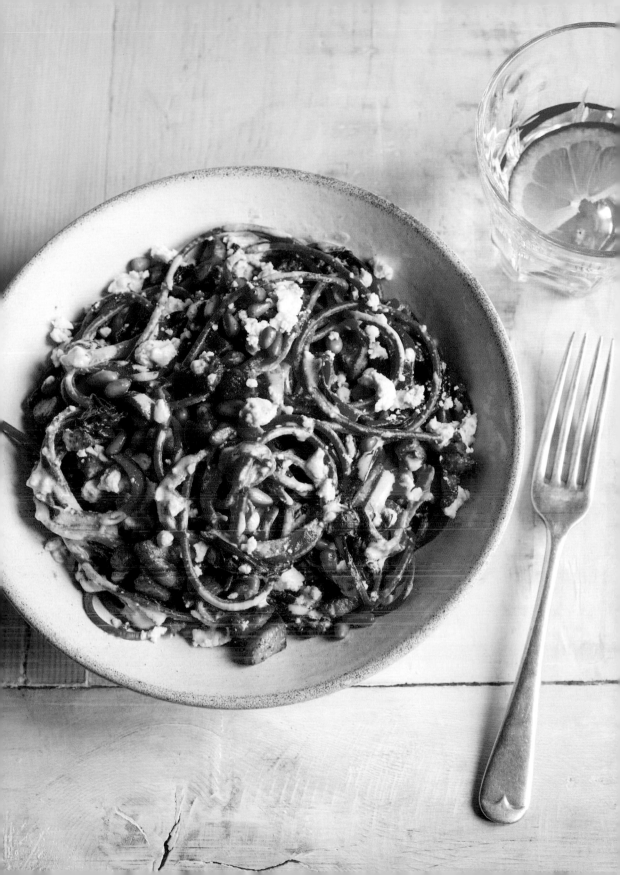

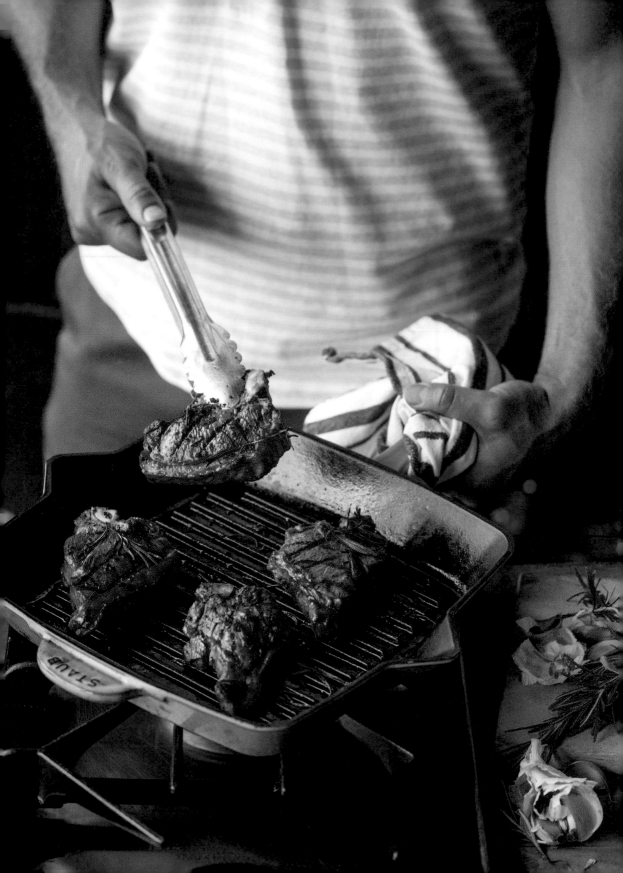

羊肉與牛肉

一般來說會減少吃紅肉。但我們喜歡一些燉物和咖哩，多汁營養的牛排偶爾也讓我們食指大動。本章節收錄適量的羊肉和牛肉，搭配許多美味蔬菜來增添風味和食慾。

每份 | 熱量 **542** 大卡 | 蛋白質 **47** 克 | 脂肪 **33** 克 | 纖維 **5** 克 | 碳水化合物 **12** 克

薄荷豌豆費達乳酪沙拉與羊排

2 人份
羊里肌排 2 塊（各 175 克）／
　一般羊排 4 塊
橄欖油 1 茶匙

費達乳酪薄荷豌豆碎
冷凍豌豆 200 克
橄欖油 1 湯匙
松子 15 克（頁 84），烘烤
紅辣椒 1 根，去籽切小塊
新鮮薄荷 10 克，葉片切末
費達乳酪 50 克

非斷食日
多淋點橄欖油，或是搭配簡易沙
拉醬（頁 241）；增加 2-3 湯匙
藜麥／珍珠薏仁。

一道快速、簡易又令人滿足的晚餐。搭配綠葉沙拉或大份燙菠菜（加 1 茶匙橄欖油／奶油，風味更佳——熱量增加 40 大卡）。

1. 羊排抹油，兩面皆以海鹽及黑胡椒粒調味；取烤盤／烤肉爐／平底鍋，以中大火加熱，依厚度各煎 3-5 分鐘，至自己喜歡的熟度；最後，較肥那面多煎 30 秒。

2. 同時，製作薄荷豌豆。平底鍋注水 ⅓ 煮沸，加入豌豆煮 3 分鐘；瀝乾，放回鍋內輕輕搗碎；加入橄欖油、松子、辣椒、薄荷末、揉碎費達乳酪，以大量黑胡椒粒調味微拌。

3. 將羊排及豌豆碎均分至兩餐盤。

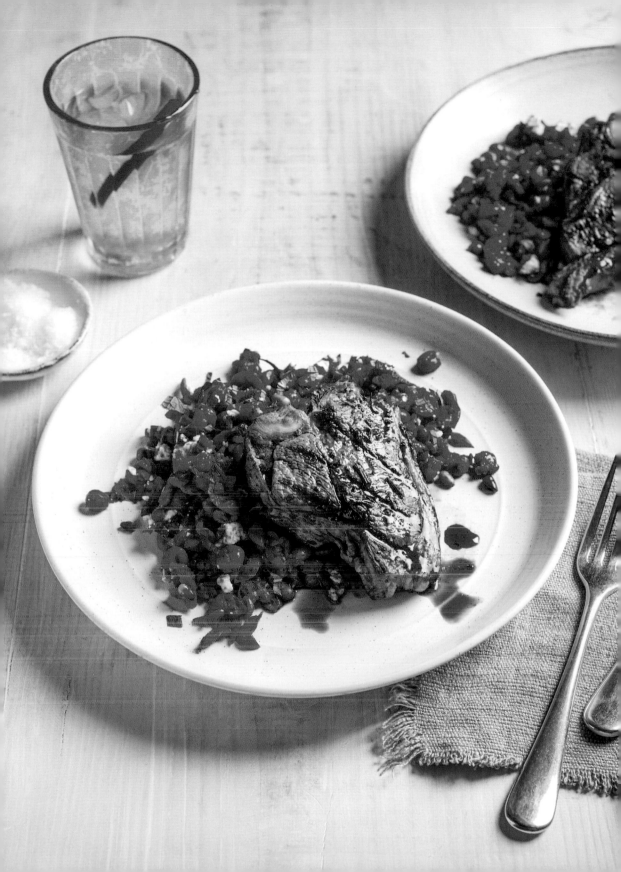

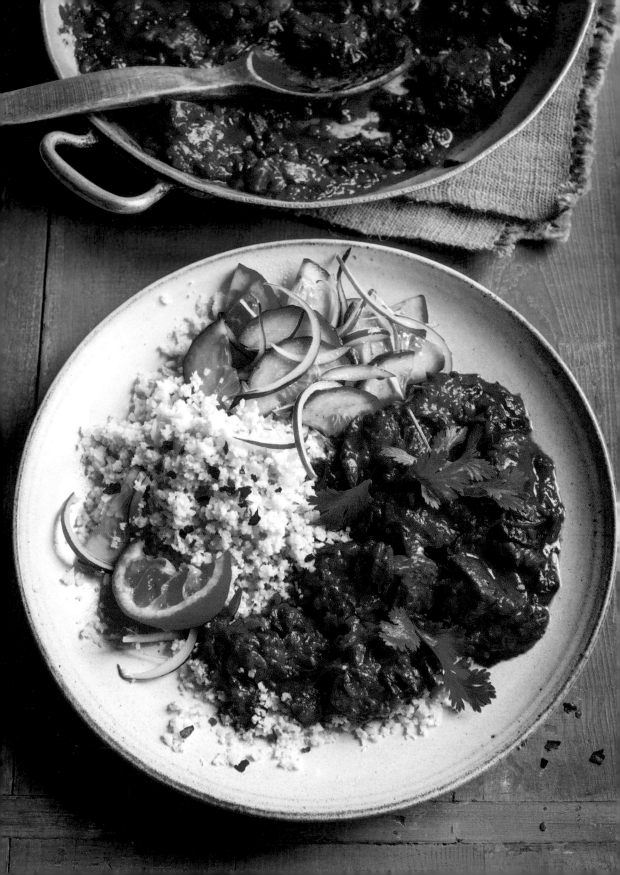

菠菜羊肉咖哩

4 人份
椰子油／菜籽油 1 湯匙
洋蔥 1 顆，去皮切絲
羊頸肉 500 克，修整切 3-4 公分塊狀
中辣印度咖哩糊 60 克（約 4 湯匙），
如焦化洋蔥咖哩糊（Rogan josh）、
印度綜合香料咖哩糊（tikka curry
paste）
乾紅扁豆 50 克
冷凍菠菜 200 克

5:2

非斷食日
增加份量；搭配幾湯匙糙米、薄荷優
格醬（頁 106）和醃漬物。

簡便的咖哩大雜燴，放入烤箱就完成。選用優質咖
哩糊以呈現至高風味。可搭配花椰菜米（頁 242）
及紫洋蔥小黃瓜沙拉。

1. 烤箱預熱攝氏 180 度／旋風式攝氏 160 度／瓦
   斯 4 檔。

2. 用耐熱砂鍋熱油，翻炒洋蔥 5 分鐘至軟嫩微
   焦。

3. 放入羊肉，用海鹽及黑胡椒粒調味；時常翻
   面，煎 3 分鐘至表面微焦；拌入咖哩糊，連同
   羊肉及洋蔥煮 1 分鐘。

4. 加入紅扁豆、菠菜、500 毫升水攪拌；煮沸，
   加蓋放入烤箱烤 1-1¼ 小時，至羊肉軟嫩、醬
   汁濃稠。

香料羊排佐薄荷優格醬

2 人份

孜然粉 ½ 茶匙
香菜粉 ½ 茶匙
去骨精瘦羊腿排 2 塊，（各約 100 克）
橄欖油 2 湯匙
紫洋蔥 1 顆，去皮切 12 片
甜椒（顏色不拘）1 顆，去籽切 3 公分塊狀
櫛瓜 1 根，縱向對切後切 1.5 公分片狀

薄荷優格醬
全脂天然希臘優格 100 克
大蒜 ½ 小瓣，去皮拍碎
新鮮薄荷 2 湯匙，現切碎

非斷食日
羊排煎好後備用，於蔬菜中加入 200 克洗淨瀝乾的罐裝鷹嘴豆，拌炒幾分鐘至燙手。

一道融合辛香料的羊排和多色地中海蔬菜的經典菜色。

1. 於盤內混合孜然粉、香菜粉、少許海鹽及大量黑胡椒粒拌勻；羊排兩面沾上香料備用。

2. 製作薄荷優格醬，將優格、大蒜、薄荷於小碗拌勻，加適量的水避免過稠。

3. 大型不沾平底鍋加入 1 湯匙油，翻炒洋蔥、甜椒、櫛瓜 4-5 分鐘。

4. 將蔬菜撥至平底鍋一側，加入剩餘的油，以中火將羊排兩面各煎 3-4 分鐘，至喜歡的熟度（偶爾拌炒蔬菜，避免燒焦）。

5. 靜置 5 分鐘，均分兩盤，淋上優格醬。

番茄肉丸

4 人份
小顆優質牛肉丸 300 克（約20顆）
橄欖油 1 湯匙
洋蔥 1 顆，去皮切碎
大蒜 2 瓣，去皮拍碎
番茄塊 1 罐，400 克
乾燥奧勒岡 1 茶匙
辣椒片 ¼-½ 茶匙（自由選擇）

非斷食日
將地中海式肉丸搭配小份全穀義大利麵／豆類／扁豆／豆製麵條，撒上一點帕瑪森乳酪絲；摩洛哥式肉丸搭配幾湯匙藜麥／糙米。

此道料理可根據食譜建議呈現經典地中海風味，或異國風情的摩洛哥風味（見技巧）。搭配大份微煮的櫛瓜麵（頁 242）和綠葉沙拉。

1. 烤箱預熱攝氏 200 度／旋風式攝氏 180 度／瓦斯 6 檔。

2. 肉丸置於烤盤烘烤 10 分鐘。

3. 製作番茄醬，取大型不沾平底鍋注油，拌炒洋蔥 5 分鐘，至軟化微焦；加入大蒜快炒。

4. 加入番茄、200 毫升水、奧勒岡、辣椒片自由選擇；微滾後再煮 5 分鐘。

5. 自烤箱取出肉丸，放入番茄醬汁；用海鹽及黑胡椒粒調味再煮 5 分鐘，至肉丸熟透；不時攪拌，若醬汁過稠加點水。

烹調技巧

★ 摩洛哥式做法（每份熱量 300 大卡）：將洋蔥和甜椒丁拌炒 5 分鐘，加入 1 茶匙孜然粉快炒幾秒鐘；加入番茄、水、奧勒岡、辣椒、1 湯匙哈里薩辣椒醬和 6 顆切 ¼ 的杏桃乾；最後撒上一大把現切香菜。

未達 400 大卡

每份 | 熱量 **346** 大卡 | 蛋白質 **30** 克 | 脂肪 **22** 克 | 纖維 **3** 克 | 碳水化合物 **5** 克

簡易牛排與沙拉

2 人份
精瘦沙朗牛排 225 克，對切
橄欖油 1 湯匙
栗子蘑菇 150 克，大顆切半／片

沙拉
綜合綠葉蔬菜 100 克
黃椒 ½ 顆，去籽切片
聖女小番茄 10 顆，對切
小黃瓜 ⅓ 根（約 135 克），切片
青蔥 2 根，修整切蔥花

巴薩米克醬汁
特級初榨橄欖油 2 湯匙
巴薩米克醋 2 茶匙

多汁牛排搭配色彩繽紛的淋醬沙拉，兼具美味、簡易與低碳等特色，大幅提升斷食日的蛋白質攝取量。

1. 製作沙拉，將所有食材於碗中拌勻。

2. 牛排以海鹽及大量黑胡椒粒均勻調味。

3. 取大型不沾平底鍋，以中大火熱油；放入牛排，每面各煎 3-4 分鐘，至滿意的熟度，均分至兩個預熱餐盤靜置。

4. 鍋裡加入蘑菇，拌炒 2-3 分鐘至微焦，舀至牛排上。

5. 將醬汁淋上沙拉稍微混合，搭配蘑菇和牛排食用。

非斷食日
搭配烤胡桃南瓜，在蘑菇炒好前加入 1 湯匙全脂法式酸奶，並將醬汁份量加倍。

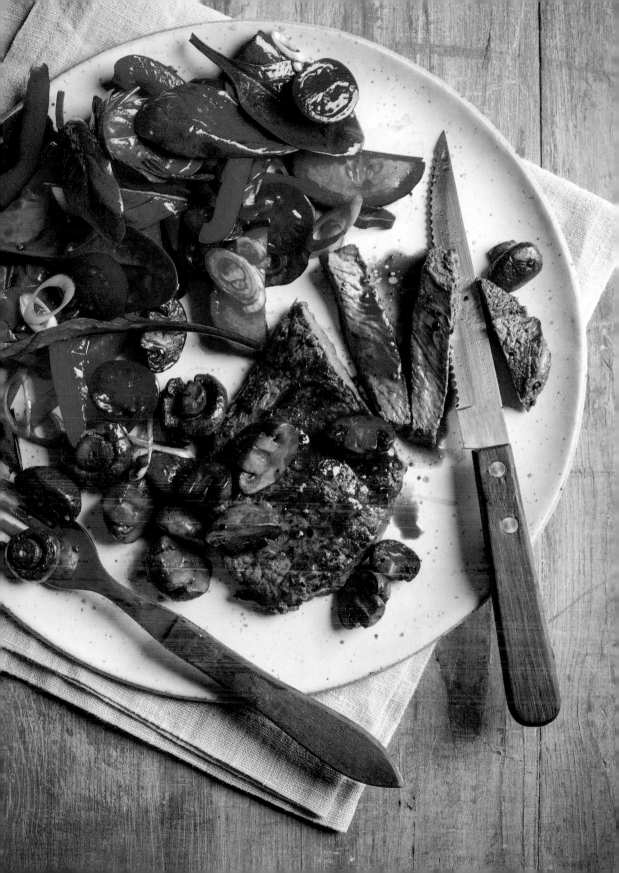

英式農舍派與蕪菁泥

5 人份

橄欖油 2 湯匙
精瘦牛絞肉（約 10% 脂肪）500 克
洋蔥 1 顆，去皮切碎
紅蘿蔔 200 克（約 2 根），修整切
　1 公分塊狀
牛肉湯塊 1 塊
番茄糊 2 湯匙
伍斯特醬（Worcestershire sauce）
　1 湯匙
乾燥綜合香草 1 茶匙
瑞典蕪菁 1.2 公斤（約 1 大顆／
　2 小顆），去皮切 3 公分塊狀
冷凍豌豆 150 克

非斷食日
蕪菁泥拌入全脂法式酸奶／熟成切
達乳酪絲／一湯匙橄欖油。

我們將這道全家都愛吃的料理改成低碳版本。剩餘的份可以隔天再吃或冷凍保存。搭配大份現煮綠葉蔬菜。

1. 大型不沾湯鍋熱油，加入絞肉、洋蔥、紅蘿蔔微炒 8-10 分鐘，至絞肉微焦、洋蔥軟化。

2. 加入揉碎湯塊、番茄糊、伍斯特醬、700 毫升水和香草，煮至微滾，豪邁地以海鹽與黑胡椒粒調味；蓋上鍋蓋煮約 25 分鐘，偶爾攪拌，視情況加水，絞肉應煮至柔軟入味。

3. 烤箱預熱攝氏 220 度／旋風式攝氏 200 度／瓦斯 7 檔。

4. 同時，將蕪菁放入大湯鍋注滿冷水，加蓋煮沸；再煮 20 分鐘至其軟化，瀝乾後放回鍋內；用馬鈴薯搗泥器盡可能搗至滑順；取海鹽及黑胡椒粒調味。

5. 將冷凍豌豆倒入絞肉煮 1 分鐘，時常攪拌；小心倒入 2 公升耐熱淺盤，將蕪菁泥舀至絞肉上，烤 25-30 分鐘，至蕪菁泥尖端微焦，餡料冒泡。（顏色不會像馬鈴薯泥那樣金黃。）

俄羅斯酸奶牛肉

2 人份

沙朗牛排 250 克
橄欖油／菜籽油 2 湯匙
洋蔥 1 顆，去皮切薄片
栗子蘑菇 150 克，切片
紅椒粉（非煙燻）1 茶匙
牛肉高湯 175 毫升（以 ½ 塊牛肉
　湯塊煮成）
玉米粉 2 茶匙
全脂法式酸奶 30 克（約 2 湯匙）
新鮮香芹，搭配用

5:2

非斷食日
搭配糙米／野米，和額外法式酸
奶。

這道美味飽足的牛肉菜餚含大量蘑菇，兼具風味、口感和最低的熱量。可搭配花椰菜米（頁 242）／櫛瓜麵（頁 242）和綜合生菜。

1. 切除牛排脂肪，斜切小於 1 公分寬的牛柳；以海鹽及黑胡椒粒充分調味。

2. 大型不沾平底鍋加入 1 湯匙油，以中大火加熱；加入牛排煎 2-3 分鐘，至微焦但未熟透；牛排盛盤，平底鍋放回爐台。

3. 鍋內加入剩餘的油、洋蔥、蘑菇炒 4-5 分鐘至洋蔥軟化微焦；撒上紅椒粉快炒幾秒鐘。

4. 加入高湯煮至微滾，持續攪拌再煮 2 分鐘。

5. 將玉米粉及 1 湯匙冷水於小碗拌勻，倒入鍋內；加入酸奶油，放回牛排浸泡湯汁加熱 1-2 分鐘；不停攪拌，視情況加水，撒上香芹即可。

烹調技巧

★ 可改用雞／火雞胸肉，需調整熱量：200 克沙朗牛排含熱量 268 大卡；200 克雞胸肉含熱量 212 大卡；200 克火雞胸肉含熱量 210 大卡。

經典漢堡排與烤根芹菜

4 人份
洋蔥 ½ 顆，去皮略刨／切碎
大蒜 1 瓣，去皮切末
紅蘿蔔 100 克（約 1 根），
  修整刨細絲
精瘦牛絞肉（約 10% 脂肪）
  400 克
海鹽片 ½ 茶匙
乾燥綜合香草 ½ 湯匙

根芹菜條
根芹菜 750 克，去皮（淨重約
  600 克）
橄欖油／菜籽油 1 湯匙

非斷食日
漢堡肉放上幾片藍紋乳酪用烤爐
烤，若喜歡可加幾湯匙自製高麗
菜沙拉（頁 87）。

將紅蘿蔔絲加入漢堡肉，可變得多汁且富含纖維。這道低碳食譜，一樣可享有酥脆蔬菜條。搭配綜合生菜食用。

1. 烤箱預熱攝氏 220 度／旋風式攝氏 200 度／瓦斯 7 檔。

2. 將根芹菜小心切 1.5 公分片狀，再切條；連同油倒入碗裡，取幾撮海鹽及大量黑胡椒粒調味拌勻；鋪於烤盤烘烤 20 分鐘；將根芹菜條翻面，再烤 5-10 分鐘，至微焦軟嫩。

3. 同時，製作漢堡排。將洋蔥、大蒜、紅蘿蔔、絞肉、鹽及綜合香草放入碗中，取大量黑胡椒粒調味，用手拌勻。

4. 均分成四顆肉丸，拍成漢堡排狀。肉排煎了會收縮，需拍得比預想還平。

5. 取大型不沾平底鍋，以中火乾煎漢堡排 10 分鐘，至熟透微焦，偶爾翻面。經常以鍋鏟壓漢堡排，使受熱均勻。

6. 取四個預熱餐盤放上漢堡排及根芹菜條。

烹調技巧

★我們在沙拉中加一些聖女小番茄，使顏色更好看。若加更多，斷食日須另計熱量。

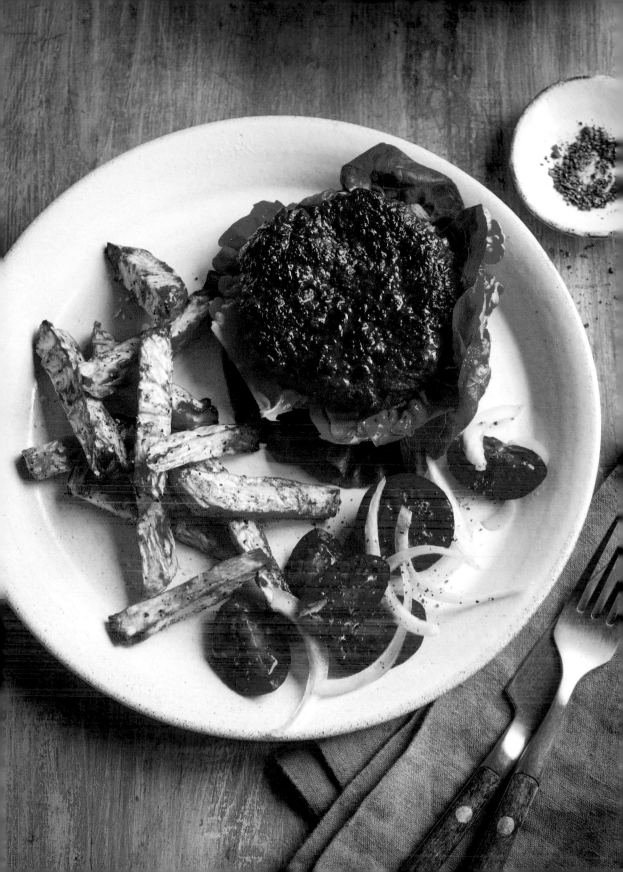

南洋咖哩牛肉

4 人份
燉煮牛肉 600 克，修整切 4 公分
　　塊狀
大蒜 6 瓣，去皮
生薑 50 克，去皮略切
紫洋蔥 2 顆，去皮切 ¼
乾辣椒片 1 茶匙
椰子油／菜籽油 2 湯匙
椰奶 1 罐，400 毫升
黑醬油 3 湯匙
牛肉湯塊 1 塊
肉桂粉 ½ 茶匙
香茅 2 根，修整（自由選擇）
萊姆角，搭配用

5:2

非斷食日
搭配 2-3 湯匙糙米飯及薄荷優格
醬（頁 106）。

這道精簡版馬來西亞經典菜色好吃又令人滿足。可搭
配蒸小白菜、長梗青花菜或嫩洋甘藍。

1. 烤箱預熱攝氏 170 度／旋風式攝氏 150 度／瓦斯
   3 檔。牛排以海鹽及大量黑胡椒粒調味。

2. 將大蒜、生薑、洋蔥、辣椒片倒入食物調理機打
   碎。

3. 取大型不沾平底鍋，大火加熱 1 湯匙油；牛肉分
   兩批煎至表面微焦，放入耐熱砂鍋。

4. 鍋中加入剩餘的油，翻炒大蒜和洋蔥 5 分鐘。

5. 將大蒜洋蔥倒入砂鍋，加椰奶、黑醬油、200 毫
   升水、揉碎湯塊、肉桂粉。若想加香茅，將梗折
   兩次但未斷，或以擀麵棍拍打後加入咖哩（能使
   香茅釋出風味）。將食材拌勻，煮至微滾；加蓋
   放入烤箱烘烤 2¾-3¼ 小時，至牛肉入口即化。

烹調技巧

★ 香茅梗可於超市薑蒜區找到，也可改用幾湯匙罐裝
　香茅糊。

★ 若沒有食物調理機，將大蒜、生薑和洋蔥刨絲；亦
　可簡化食譜選用現成南洋咖哩糊，但多半添加糖
　分。

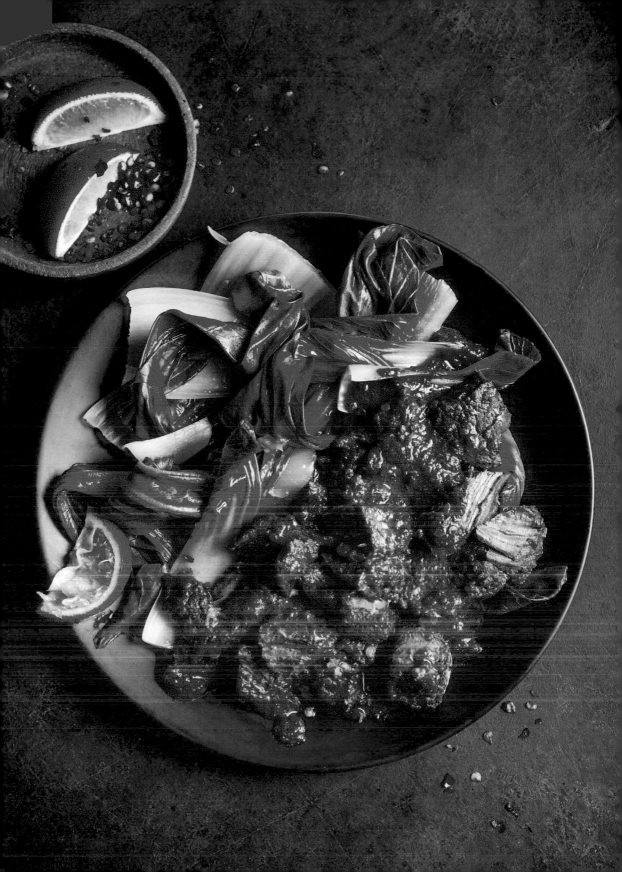

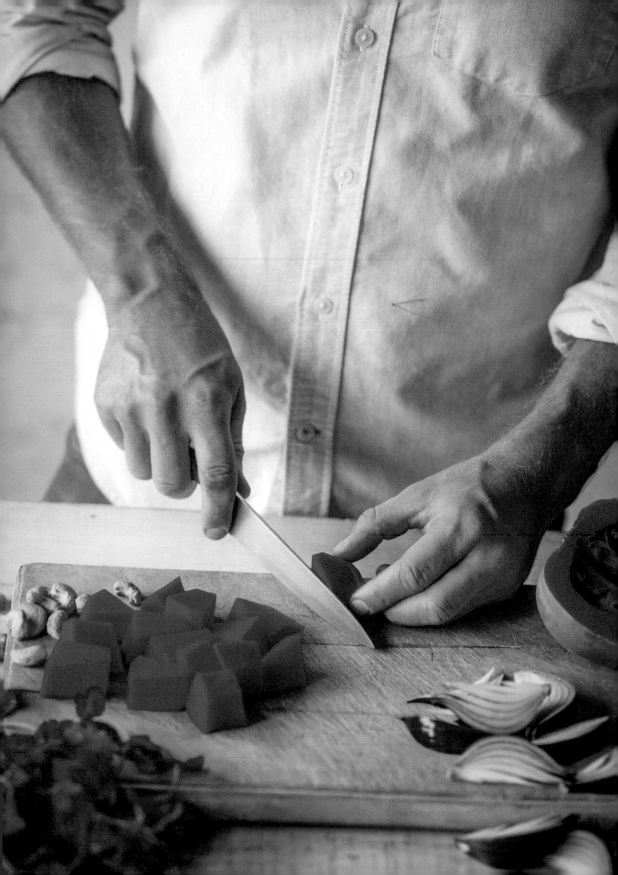

無肉類

本章節的食譜主要以植物為基底 —— 有些包含乳製品或蛋，以增添風味和提升斷食日的蛋白質攝取量。在肉類章節裡，我們提供了將某些食譜製作成蔬食的建議，可與此處相輔相成。以蔬食為主的飲食纖維含量較多，能幫助強健體內益菌。然而，若不習慣高纖飲食，起初不妨放慢調整的步調，並記得多攝取橄欖油等健康的植物性油脂。

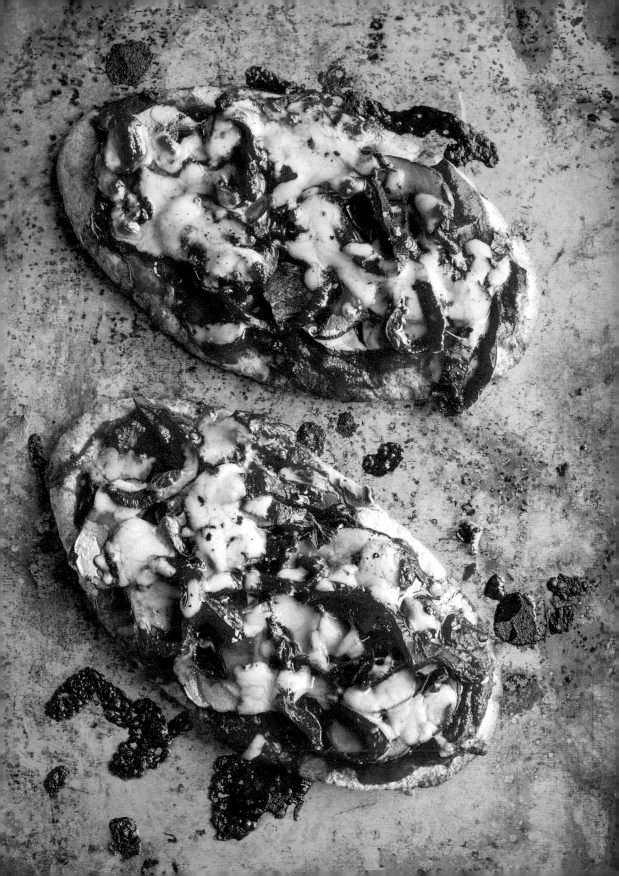

即食披薩

2 人份
番茄塊 1 罐，227 克（½ 罐 400
  克裝）
番茄糊 1 湯匙
乾燥奧勒岡 ½ 茶匙／少量新鮮
  奧勒岡葉，略切
全穀口袋餅 1 塊（約 58 克）
罐裝烤紅椒 2 片（約 40 克），
  瀝乾切絲
栗子蘑菇 2 顆（約 45 克），
  切薄片
莫札瑞拉乳酪絲 35 克
特級初榨橄欖油 1 湯匙

5:2

非斷食日
每份使用整塊口袋餅，並加入去
核橄欖和松子。葷食版本可鋪上
義大利香腸／西班牙香腸。搭配
沙拉淋上醬料。

最快速的完美全穀披薩！可搭配大份綜合生菜。

1. 烤爐以中火預熱。

2. 製作披薩餡料：將番茄塊倒入篩網去除多餘水分
   （無須擠壓），放至碗裡拌入番茄糊及奧勒岡，
   以一撮海鹽和大量黑胡椒粒調味。

3. 口袋餅稍微烤熱，置於砧板以麵包刀小心水平對
   切，分成兩片；餅皮置於烤盤，切口朝下。

4. 將餅皮抹上番茄醬，撒上甜椒、蘑菇、乳酪絲；
   淋上橄欖油，入烤箱烘烤 4-5 分鐘，至乳酪融
   化、蔬菜燙手。

烹調技巧

★ 袋裝的莫札瑞拉乳酪絲適合做披薩，可用於配料及
  醬料，沒用完可冷凍保存數天。

★ 若每日熱量還有餘裕，可加入鯷魚／西班牙香腸，
  增加蛋白質攝取（頁 240）。

烤卡門貝爾乳酪與西洋梨和菊苣

4 人份
盒裝卡門貝爾乳酪（Camembert）
　1 盒，250 克
核桃／山胡桃半仁 25 克
液態蜂蜜 1 茶匙
緊實熟成梨子 2 顆，去核切片
紅／白菊苣 2 顆，葉片剝開／各式
　蔬菜棒
新鮮百里香葉　一小把（自由選擇）

非斷食日
當成開胃菜而非主菜。

品嚐卡門貝爾乳酪的絕佳方式，可當作簡便低碳午餐，或是分食用沾醬。

1. 烤箱預熱攝氏 200 度／旋風式攝氏 180 度／瓦斯 6 檔。

2. 自木盒取出乳酪，去除包裝；置於砧板，扶住邊緣，仔細削去乳酪上層外皮；不帶包裝放回木盒，帶皮面朝下（若使用瓦斯烤箱或未以木盒盛裝，請將乳酪放入耐烤容器）；放上小烤盤。

3. 堅果略切，撒在乳酪上；淋上蜂蜜 —— 使堅果酥脆美味，以大量黑胡椒粒調味；不加蓋烤約 15 分鐘，至乳酪濃稠黏糊。

4. 將融化的乳酪盛於大餐盤，撒上百里香，將梨子、菊苣或蔬菜條排列在周圍。

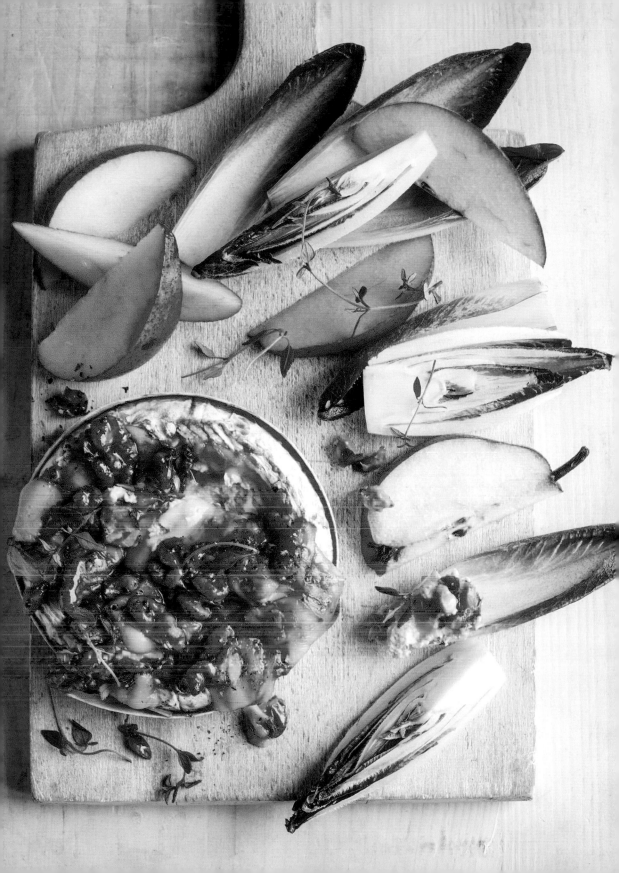

香料辣味燉豆

4 人份
橄欖油 2 湯匙
洋蔥 1 顆,去皮切薄片
辣味煙燻紅椒粉 1-1½ 茶匙(可調
　整)
孜然粉 1 茶匙
香菜粉 1 茶匙
番茄塊 1 罐,400 克
黑豆／紅腰豆 1 罐,400 克,瀝乾
綜合豆類 1 罐,400 克,瀝乾
蔬菜高湯 300 毫升(以 1 塊蔬菜湯
　塊製成)
番茄糊 1 湯匙
乾燥奧勒岡／乾燥綜合香草 1 茶匙
熟成切達乳酪 75 克,刨絲
全脂天然希臘優格 100 克

非斷食日
搭配糙米飯／酪梨片。沙拉可淋上
簡易沙拉醬(頁 241)／少許巴薩
米克醋加足量橄欖油。

由各種豆類製成渾厚又香辣的菜餚,提供豐富纖維和緩慢釋放的複合式碳水化合物(complex carbs),體內微生物也會愛上這道菜。可搭配大份綜合生菜。

1. 取大型不沾深炒鍋／寬底湯鍋／耐熱淺砂鍋熱油;拌炒洋蔥 3-4 分鐘至其軟化。

2. 加入煙燻紅椒粉、孜然、香菜快炒幾秒鐘。

3. 加入番茄、豆類、蔬菜高湯、番茄糊、乾燥香草,取海鹽及大量黑胡椒粒調味,煮至微滾;稍微蓋上鍋蓋,煮 15-20 分鐘,偶爾攪拌至醬汁濃縮變稠。

4. 撒上切達乳酪絲和幾湯匙希臘優格。

烹調技巧

★ 腸躁症(Irritable Bowel Syndrome,IBS)患者可能得減少豆類份量或略過這道食譜。

★ 想增添風味層次,可在加入香草時搭配 1 湯匙可可粉(每份含熱量 11 大卡)。

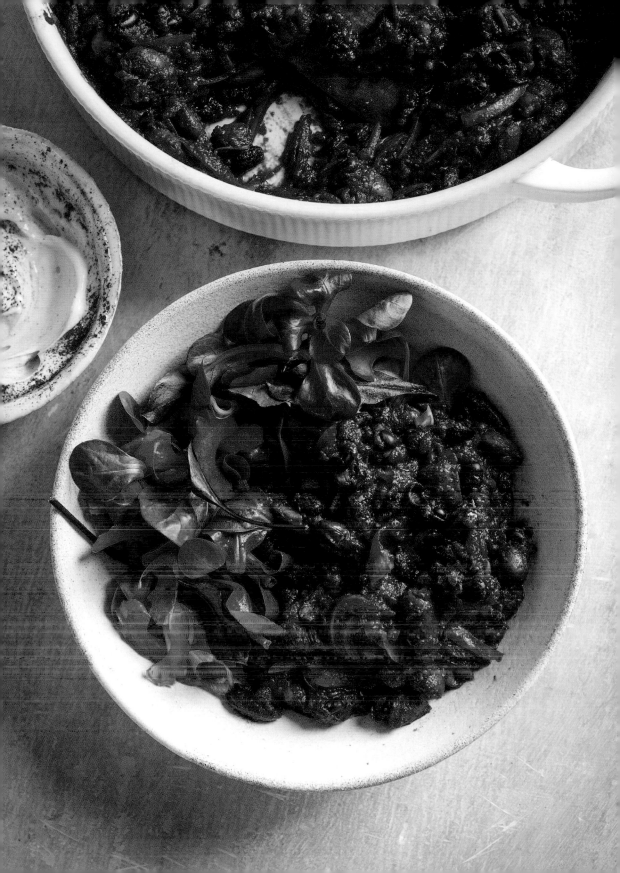

每份 | 熱量 **207** 大卡 | 蛋白質 **12.5** 克 | 脂肪 **8.5** 克 | 纖維 **8** 克 | 碳水化合物 **16** 克

阿丹蔬菜波隆那素肉番茄醬

4 人份

紅甜椒 1 顆，去籽切 2 公分塊狀
紅蘿蔔 1 根，修整切 1.5 公分塊狀
橄欖油 3 湯匙
洋蔥 2 顆，去皮切碎
芹菜 2 根，修整切薄片
小顆栗子蘑菇 150 克，切片
冷凍素絞肉 300 克
乾燥紅扁豆 75 克
大蒜 1 大瓣，去皮拍碎
番茄塊 2 罐，每罐 400 克
乾燥奧勒岡 1 茶匙
蔬菜湯塊 1 塊

5:2

非斷食日

搭配全穀義大利麵，每份約 60 克
乾燥義大利麵。撒上帕瑪森乳酪
絲，並搭配大份酪梨綜合綠葉沙
拉佐少量醬汁。無麩質版本，可
改用豌豆／扁豆製義大利麵。

這道波隆那肉醬口味濃郁，熱量極低。由我們的兒子
阿丹製作，已成為全家人的最愛。蔬菜先烤過，可增
添口感和風味。搭配現煮櫛瓜麵（頁 242）。

1. 烤箱預熱攝氏 220 度／旋風式攝氏 200 度／瓦斯
   7 檔。

2. 將甜椒、紅蘿蔔放入烤盤，淋上 1 湯匙橄欖油；
   以海鹽及黑胡椒粒調味後微拌，烤 15-20 分鐘至
   食材軟化微焦。

3. 同時，剩餘的油倒入深炒鍋／耐熱淺砂鍋加熱，
   拌炒洋蔥、芹菜、蘑菇 10 分鐘。

4. 加入素絞肉、扁豆、大蒜拌炒 2 分鐘。

5. 加入番茄、奧勒岡、揉碎湯塊和 300 毫升水，微
   滾後煮 5 分鐘，時常攪拌。

6. 取出烤盤，將烤蔬菜加入鍋中；微滾後煮 15 分
   鐘，不停攪拌至醬汁轉稠；調整調味。

烹調技巧

★ 每份撒上 10 克現刨帕瑪森乳酪（熱量增加 41 大
   卡）。

蘑菇蔬菜印度香飯

4 人份

橄欖油 2 湯匙

洋蔥 1 顆，去皮切薄片

蘑菇 200 克，切薄片

雞蛋 4 顆，冷藏

中辣印度咖哩糊 2 湯匙，如洋蔥
　咖哩糊（rogan josh）、印度
　香料咖哩糊（tikka masala）

冷凍綜合蔬菜 1 袋，400 克，如
　豌豆、青花菜、紅蘿蔔、花椰
　菜等

蔬菜高湯 200 毫升（以 1 塊蔬菜
　湯塊製成）

現成糙米飯／全穀米飯 250 克

烤杏仁片 25 克（頁 18）

新鮮香菜 一把，葉略切

5:2

非斷食日
增加份量。

一道飽足的週間無肉餐點。我們全家都愛吃蘑菇——置於日照下甚至可生成更多維生素 D。於超市世界食品區選購優質咖哩糊；冷藏能保存數週。

1. 取大型不沾寬底湯鍋／耐熱淺砂鍋，以中大火熱油；拌炒洋蔥、蘑菇 5-6 分鐘至微焦。

2. 另取半鍋沸水，加入蛋，二次煮沸後再煮 9 分鐘；瀝乾沖水冷卻，剝殼切 ¼。

3. 於洋蔥及蘑菇鍋內加入咖哩糊，炒 1 分鐘；倒入冷凍蔬菜與高湯，微滾後煮 5 分鐘，不停攪拌至蔬菜軟嫩。

4. 將糙米倒入咖哩中煮約 3 分鐘，持續攪拌至冒蒸氣。

5. 放入蛋，無須攪拌加熱 1-2 分鐘，撒上杏仁片和香菜。

烹調技巧

★ 葷食版本可加入 2 片雞胸肉片，和步驟 1 洋蔥及蘑菇拌炒（每份增加熱量 80 大卡）。

香濃腰果豆腐咖哩

4 人份
椰子油／菜籽油 2 湯匙
茄子 1 根（約 225 克），切 2 公
　分塊狀
紫洋蔥 1 顆，去皮切 12 片
胡桃南瓜 350 克，去皮去籽，
　切 2 公分塊狀
泰式紅／綠咖哩糊 4 湯匙
全脂椰奶 1 罐，400 毫升
腰果 100 克，略切
甜椒（顏色不拘）1 大顆，去籽
　切 2 公分塊狀
新鮮香菜 20 克，葉略切
板豆腐／老豆腐 280 克，瀝乾，
　切 2 公分塊狀
花椰菜米 300 克（頁 242，自由
　選擇）

非斷食日
搭配小份糙米飯／全穀麵條。

泰式咖哩似乎始終頗受好評，這個版本碳水化合物含量低，卻風味十足。不喜歡豆腐，可改用素肉。請留意，有些咖哩糊內含魚露。

1. 取大型平底鍋／淺砂鍋大火加熱 1 湯匙油；加入茄子拌炒 4-5 分鐘，呈金黃色後盛碗。

2. 火轉小，加入剩餘的油、洋蔥、南瓜炒 5 分鐘；加入咖哩糊，不停攪拌煮 1 分鐘。

3. 倒入椰奶、甜椒、100 毫升水、一半腰果，取海鹽與黑胡椒粒調味；稍微蓋上鍋蓋，微滾後煮 10 分鐘，偶爾攪拌。

4. 加入茄子及一半香菜攪拌，煮至微滾；加入豆腐，加蓋煮 5-6 分鐘，至茄子軟嫩、豆腐熱燙。咖哩若太濃稠加點水。

5. 撒上預留的腰果與香菜，依喜好搭配現煮花椰菜米。

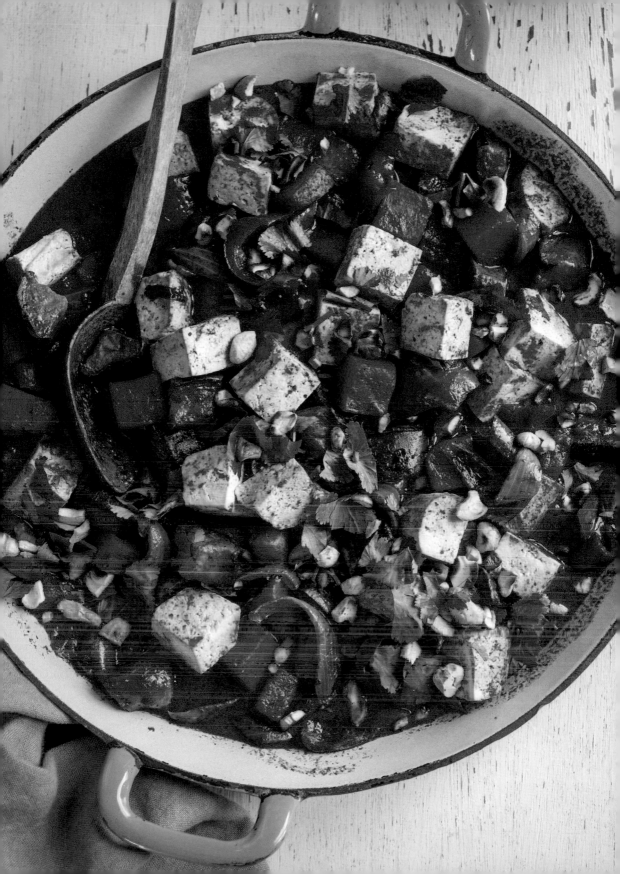

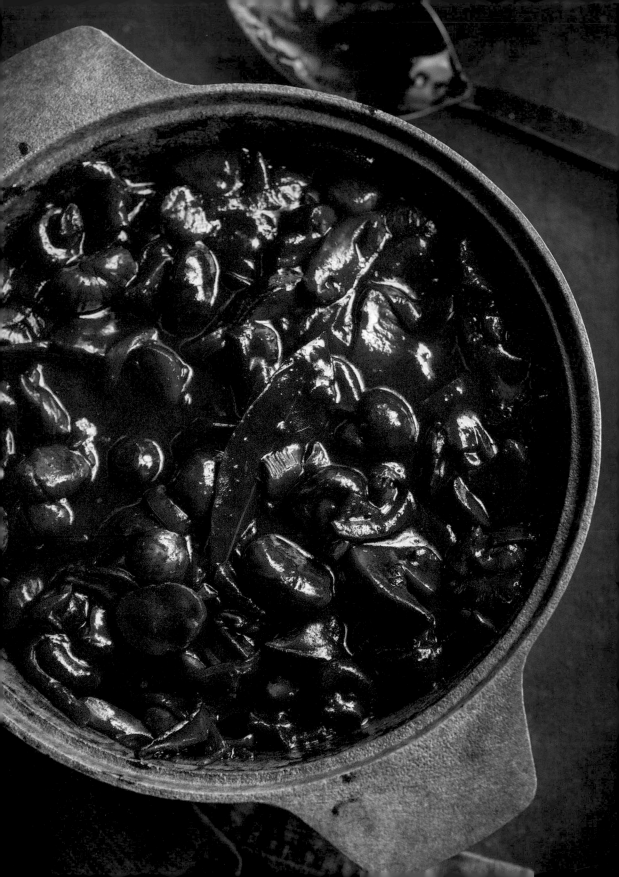

栗子燉蘑菇

4 人份
乾燥綜合菇類 15 克
橄欖油／菜籽油 2 湯匙
洋蔥 1 顆，去皮切薄片
新鮮綜合菇類 400 克，如栗
　子蘑菇、香菇、波特菇
　（Portobello），切片，小顆
　對切
大蒜 2 瓣，去皮拍碎
蔬菜湯塊 1 塊
栗子 180 克，煮熟去殼
紅酒／水 100 毫升
番茄糊 2 湯匙
新鮮百里香葉 1 湯匙／乾燥百里
　香 1 茶匙
月桂葉 2 片
玉米澱粉 4 茶匙

5:2

非斷食日
撒上略切堅果，搭配糙米飯、藜
麥或瑞典蕪菁泥（頁 180）。

乾燥菇類可於超市特產區／高湯塊區取得。此類食材可增添風味層次，使這道菜格外濃郁可口。搭配大份現煮綠葉蔬菜、羽衣甘藍或皺葉甘藍絲。

1. 乾燥菇類放入量杯，注入 500 毫升沸水，攪拌後靜置 15 分鐘。

2. 取耐熱砂鍋熱油，加入洋蔥、新鮮菇類微炒 6-8 分鐘，至洋蔥軟化、蘑菇微焦；加入大蒜快炒幾秒鐘。

3. 拌入泡好的菇類及水，小心避免倒入沉澱物；加入雞湯塊、栗子、紅酒／水、番茄糊、百里香、月桂葉攪拌，以海鹽及黑胡椒粒調味；微滾後，稍微蓋上鍋蓋煮 12 分鐘，偶爾攪拌。

4. 玉米粉加 2 湯匙冷水調成糊狀倒入砂鍋；不停攪拌煮 1-2 分鐘至醬汁濃稠發亮。

烹調技巧

★ 若有時間，可將 200 克去皮根芹菜切薄片，加蓋烤 20 分鐘（攝氏 200 度／旋風式攝氏 180 度／瓦斯 6 檔）；取出鍋蓋再烤 10 分鐘至軟化微焦，撒在成品表面（每份增加熱量 14 大卡）。

★ 需要多攝取蛋白質、減少碳水化合物的日子，可將一些栗子換成核桃。

蒜味香草乳酪鑲蘑菇

2 人份
橄欖油 1 湯匙，加額外烤盤用
扁平蘑菇 4 大顆（約 250 克，
　如波特菇）
全穀麵包粉 25 克
杏仁粉 25 克
帕瑪森乳酪 10 克，刨細絲
中脂大蒜香草軟酪 85 克，如菲
　力奶油乳酪（Philadelphia）
新鮮百里香葉 一小把（自由選
　擇）

非斷食日
增加份量。蘑菇烘烤前撒上幾湯
匙杏仁片。食用前淋上橄欖油。

當午餐輕食或晚餐都很棒。蘑菇含極少的澱粉類碳水化合物，且經研究發現可降低認知衰退風險。搭配大份綜合綠葉沙拉佐少量巴薩米克醋。

1. 烤箱預熱攝氏 200 度／旋風式攝氏 180 度／瓦斯
　6 檔；小烤盤稍微抹油。

2. 蘑菇去梗，深色面朝上置入烤盤。

3. 取小碗混合麵包粉、杏仁粉、乳酪，以海鹽及大
　量黑胡椒粒調味；將一半的量填入每顆蘑菇，加
　上一點乳酪絲；剩餘的麵包粉灑在表面，淋上橄
　欖油烤約 12-15 分鐘，至麵包粉酥脆。

4. 均分至兩盤，依喜好撒上新鮮百里香。

烹調技巧

★ 可用食物調理機攪碎全穀麵包，自製麵包粉。剩餘
　的可冷凍下次用。

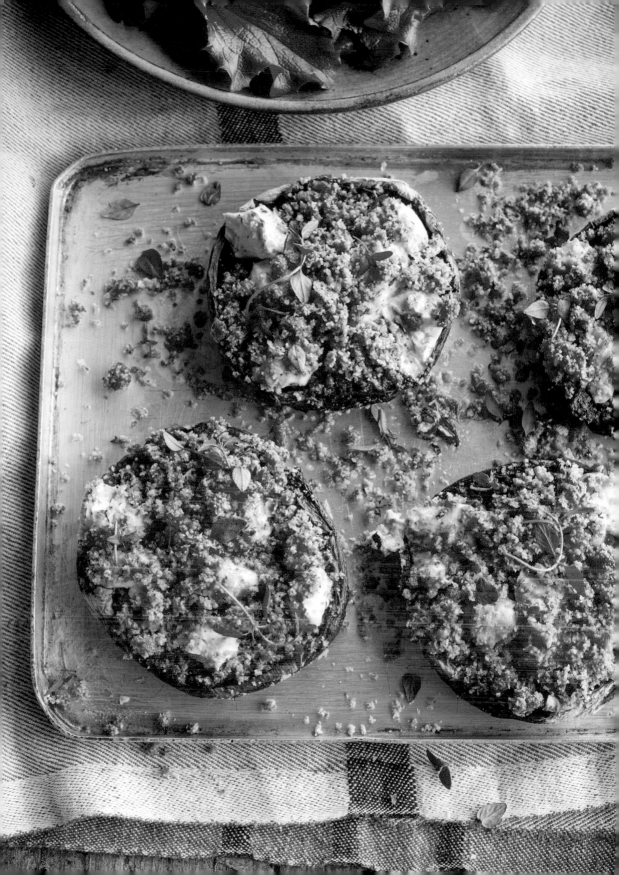

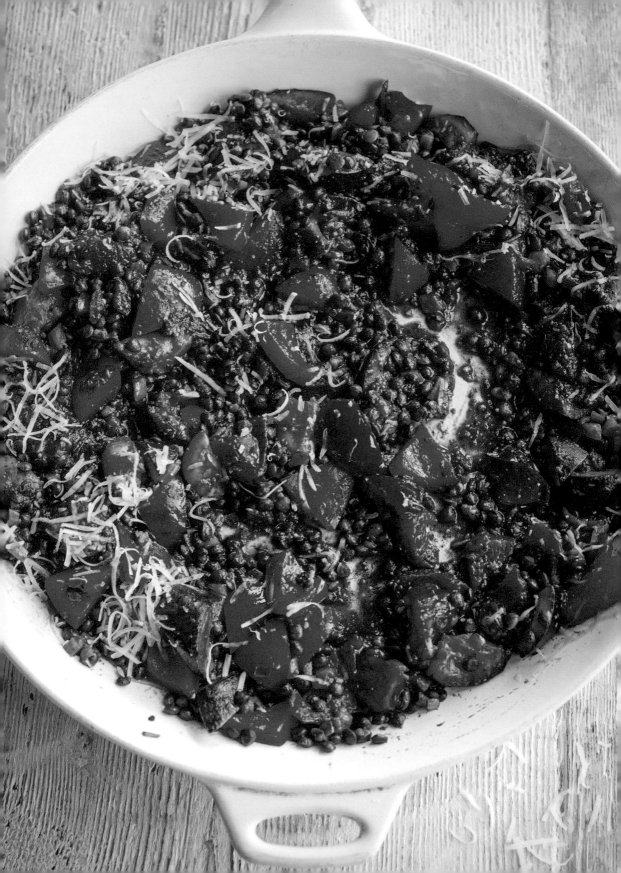

未達 **400** 大卡

青醬扁豆

2 人份
橄欖油 1 湯匙
洋蔥 ½ 顆，去皮切碎
黃／紅甜椒 1 顆，去籽，切 2 公
　分塊狀
櫛瓜 ½ 根，切 2 公分塊狀
番茄 2 顆，略切塊
扁豆（品種不拘）1 罐，400 克，
　瀝乾
蔬菜湯塊 ½ 塊
青醬 2 湯匙
帕瑪森乳酪 20 克，刨絲

非斷食日
搭配烤全穀口袋餅和更多乳酪
絲。

罐頭扁豆用途多元、便宜又方便，和新鮮蔬菜、青醬
同煮，便成了富含纖維與蛋白質的美味快餐。可搭配
綜合生菜。

1. 取大型不沾平底鍋熱油，加入洋蔥、甜椒、櫛瓜
　 微炒 5 分鐘，至食材軟化、稍微上色。

2. 加入番茄翻炒 2-3 分鐘至軟化。

3. 加入扁豆、2-3 湯匙水、揉碎湯塊、青醬，以大
　 量黑胡椒粒調味；煮 2-3 分鐘，不停攪拌至扁豆
　 滾燙。

4. 離火，撒上乳酪絲即可。

烹調技巧

★ 更夠味的版本可用新鮮青醬（超市冷藏區可找到條
　 裝青醬）。冷藏保存數天，亦可冷凍。

香辣豆製漢堡排

4 人份
橄欖油 1½ 湯匙，另備烤盤用
紫洋蔥 1 小顆（約 120 克），
　去皮切丁
大蒜 2 瓣，去皮拍碎
杏仁粉 25 克
蛋黃 1 顆
墨西哥辣椒醬／哈里薩辣椒醬
　2 湯匙
紅腰豆 1 罐，400 克，瀝乾洗淨
鷹嘴豆 1 罐，400 克，瀝乾洗淨
綜合堅果 75 克，略切
新鮮香菜 25 克，切末
番茄 4 顆，切片
紫洋蔥 ½ 小顆，切薄片
全脂天然希臘優格 100 克
萊姆角，搭配用

非斷食日
漢堡排配上酪梨泥，沙拉淋上簡
易沙拉醬（頁 241）。

這些簡單的漢堡排風味十足，可大量製作冷凍改天吃。搭配大份綜合生菜。

1. 烤箱預熱攝氏 200 度／旋風式攝氏 180 度／瓦斯 6 檔。烤盤抹一點油。

2. 取大型不沾平底鍋加熱 1 湯匙油，拌炒洋蔥丁 3-4 分鐘至軟化；加入大蒜快炒幾秒鐘。

3. 將杏仁粉、蛋黃、辣椒醬、約一半鷹嘴豆和紅腰豆倒入食物調理機，加入洋蔥及大蒜，以海鹽及大量黑胡椒粒充分調味；攪碎但非滑順。

4. 倒入堅果、新鮮香菜、剩餘豆子，瞬轉攪拌幾次，混合均勻仍帶有口感；拍打成 4 塊漢堡排。

5. 漢堡排放入烤盤，抹上剩餘的油；烤 25 分鐘，至微焦熱透。每人 1 塊漢堡排，鋪上番茄片、紫洋蔥、剩餘香菜，舀上幾湯匙優格，搭配萊姆角食用。

烹調技巧

★ 若沒有墨西哥辣椒醬／哈里薩辣椒醬，可用孜然粉、香菜粉、煙燻辣味紅椒粉各 1 茶匙代替。

★ 烤好的漢堡排以錫箔紙包緊，冷凍可保存 3 個月。重新加熱時，烤盤稍微抹油，未解凍烤 15 分鐘，至整體熱透（攝氏 200 度／旋風式攝氏 180 度／瓦斯 6 檔）。

咖哩豌豆素肉

4 人份
橄欖油／菜籽油 2 湯匙
洋蔥 1 大顆，去皮切絲
冷凍素絞肉 300 克
大蒜 2 瓣，去皮拍碎
生薑 20 克，去皮切末
中辣咖哩粉／咖哩糊 1½-2 湯匙
乾燥紅扁豆 75 克
蔬菜湯塊 1 塊
冷凍菠菜 225 克
冷凍豌豆／綜合豆類 200 克

非斷食日
搭配全穀印度香米，撒上一把烤腰果。

這道令人滿足的無肉咖哩，用常備／冷凍食材 30 分鐘內即可完成。可搭配現煮花椰菜米（頁 242）。

1. 取寬底湯鍋／耐熱淺砂鍋熱油，拌炒洋蔥 5 分鐘，至軟化微焦。

2. 加入素絞肉、大蒜、生薑炒 1 分鐘；撒上咖哩粉，以海鹽及黑胡椒粒調味，快炒幾秒鐘。

3. 加入扁豆、菠菜、揉碎湯塊、800 毫升水，煮至微滾；稍微蓋上鍋蓋，煮 15-20 分鐘，不停攪拌，尤其是快煮好時；開蓋微滾煮至收汁。

4. 加入豌豆煮 3-5 分鐘，至扁豆軟嫩、豌豆燙口。

烹調技巧

★ 素絞肉在冷卻的過程會吸收湯汁，重新加熱可能需要加一點水。葷食版本可用 500 克脂肪含量 2% 的火雞絞肉（每份熱量增加 170 大卡）。

未達 400 大卡

每份 | 熱量 **358** 大卡 | 蛋白質 **13** 克 | 脂肪 **19** 克 | 纖維 **9** 克 | 碳水化合物 **28.5** 克

鷹嘴豆餅與香辣烤蔬菜

3 人份
鷹嘴豆 1 罐，400 克，瀝乾洗淨
杏仁片 25 克
全穀麵粉 25 克
大蒜 2 瓣，去皮拍碎
新鮮香菜 20 克，葉略切，另備
　搭配用
孜然粉 1 茶匙
檸檬皮 ½ 小顆，另備檸檬角搭
　配用
蛋黃 1 顆
海鹽片 ½ 茶匙
全脂天然希臘優格 4 湯匙
特級初榨橄欖油 1 湯匙

香辣烤蔬菜
哈里薩辣椒醬 1 湯匙
特級初榨橄欖油 1 湯匙
紫洋蔥 1 顆，去皮切 12 片
甜椒（紅黃各一）2 顆，去籽切
　2 公分塊狀
櫛瓜 1 根，修整縱向對切，切 2
　公分塊狀

非斷食日
搭配藜麥／布格麥（bulgur
wheat），或於蔬菜中加入胡
桃南瓜。

這道多用途單鍋料理可當作豐盛晚餐，或帶便當冷
食。

1. 烤箱預熱攝氏 220 度／旋風式攝氏 200 度／瓦斯
　7 檔。烤盤鋪上不沾黏烘焙紙。

2. 食物調理機內倒入鷹嘴豆、杏仁、麵粉、大蒜、
　新鮮香菜、孜然粉、檸檬皮、蛋黃、海鹽及大量
　黑胡椒粒，用瞬轉功能攪成略帶口感糊狀；分成
　12 塊團狀，稍微拍平。

3. 製作烤蔬菜：取大碗將辣椒醬、橄欖油調勻，加
　入洋蔥、甜椒、櫛瓜充分攪拌；以海鹽及大把現
　磨黑胡椒粒調味後鋪於烤盤；鷹嘴豆餅沿蔬菜排
　妥，淋上橄欖油烤 15 分鐘。

4. 取出烤盤，將蔬菜及鷹嘴豆餅翻面再烤 5 分鐘，
　至蔬菜軟嫩微焦。

5. 優格加 1 湯匙冷水稀釋，拌入香菜末，淋在蔬菜
　上；搭配檸檬角食用。

烹調技巧

★ 每塊鷹嘴豆餅含熱量 66 大卡；蔬菜單獨烘烤，每
　份熱量 92 大卡。

★ 無麩質版本將全穀麵粉改為鷹嘴豆粉／無麩質蕎麥
　粉。

★ 無肉日想多攝取蛋白質，可在鷹嘴豆餅和蔬菜烤好
　前 5 分鐘撒上 25 克杏仁片。

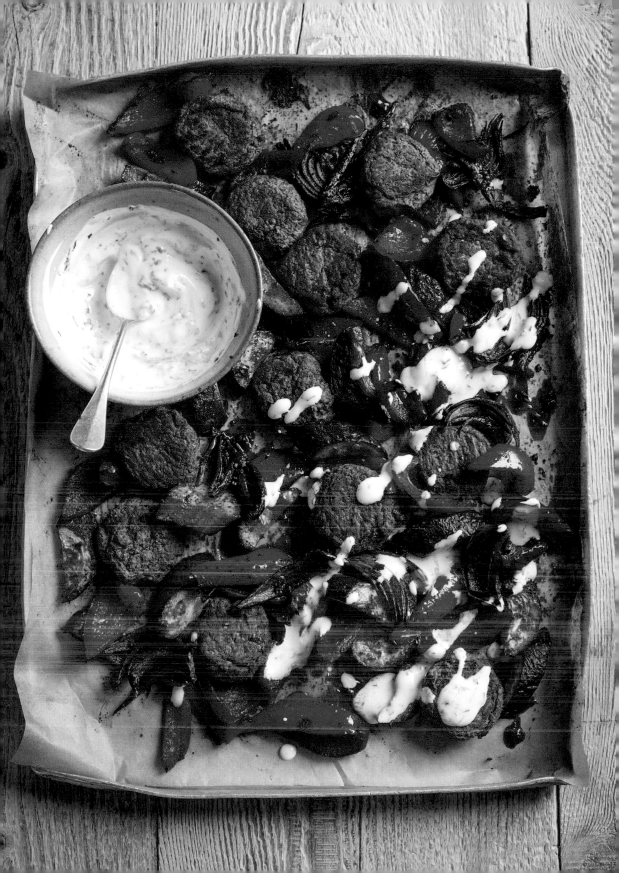

烤蔬菜莫札瑞拉乳酪筆管麵

2 人份
甜椒（顏色不拘）2 顆，切 2 公
　分塊狀
櫛瓜 1 顆，修整縱向對切，
　切 2 公分塊狀
紫洋蔥 1 大顆，去皮切 12 片
橄欖油 2 湯匙
聖女小番茄 12 粒，對切
乾辣椒片 ½ 茶匙，可調整
各種豆類、豌豆或扁豆製／
　全穀筆管麵 50 克
嫩菠菜葉 50 克
迷你莫札瑞拉乳酪球 125 克，
　瀝乾對切

5:2

非斷食日
義大利麵撒上 25 克微烤松子／
核桃與現刨帕瑪森乳酪絲，搭配
大份綜合生菜佐簡易沙拉醬（頁
241）。

這道暖心豐富的餐點，做起來一點都不難。最好選用豆類製成的筆管麵，不僅蛋白質和纖維含量較高，多數超市也都能買到。

1. 烤箱預熱攝氏 200 度／旋風式攝氏 180 度／瓦斯 6 檔。

2. 將甜椒、櫛瓜、洋蔥鋪於大烤盤，灑上橄欖油，取海鹽及大量黑胡椒粒調味拌勻；烤 20 分鐘。

3. 取出烤盤，將蔬菜翻面，加入小番茄、辣椒片，烤 10 分鐘至蔬菜微焦。

4. 取中型湯鍋注水半滿煮沸，加入筆管麵，煮沸後再煮 10-12 分鐘，偶爾攪拌至麵煮軟；筆管麵瀝乾，放回鍋內。

5. 加入菠菜、烤蔬菜、莫札瑞拉拌勻，用黑胡椒粒再次調味；炒約 1 分鐘，至乳酪逐漸融化、菠菜柔軟。

烹調技巧

★ 減少攝取由義大利麵等澱粉類食物釋出的 50％糖分，可嘗試「冷熱循環烹調法」（cook-cool-cook，頁 243）。

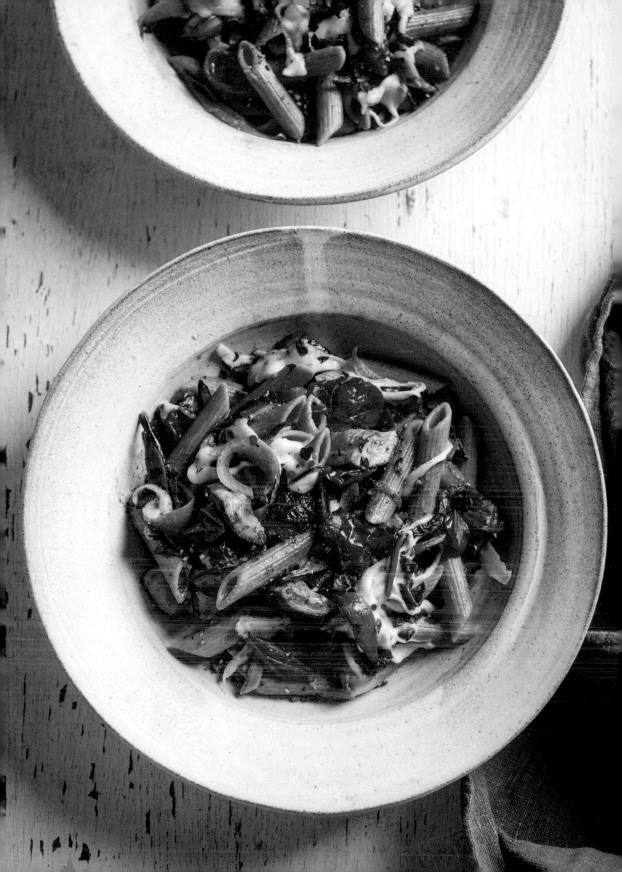

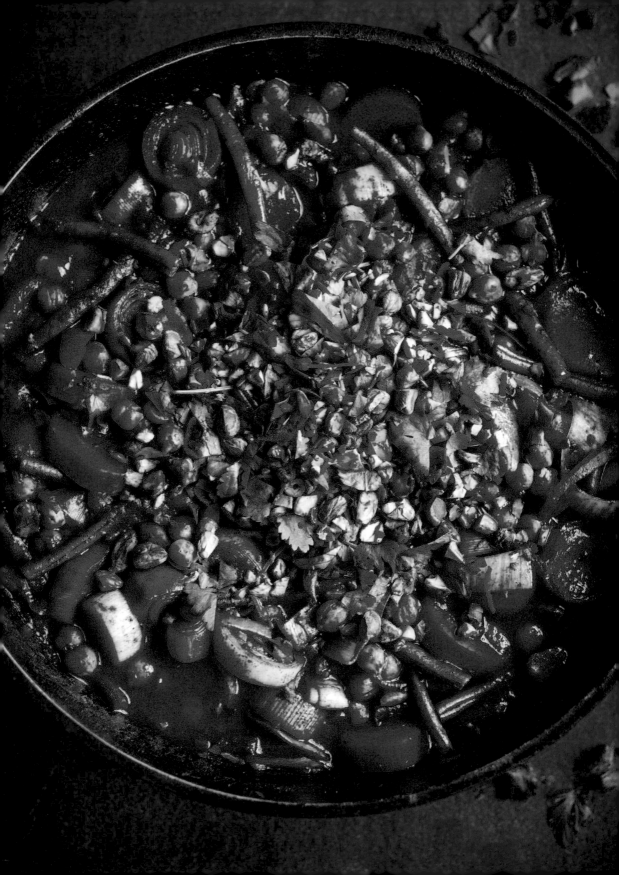

開心果鷹嘴豆鍋

4 人份
橄欖油 1 湯匙
洋蔥 1 大顆，去皮切絲
大蒜 2 瓣，去皮拍碎
紅蘿蔔 2 根（約 200 克），修整
　切 5 公釐薄片
番茄塊 1 罐，400 克裝
鷹嘴豆 2 罐，400 克裝，瀝乾
哈里薩辣椒醬 2 湯匙
蔬菜湯塊 1 塊
開心果 100 克
乾燥綜合香草 1 茶匙
細韭蔥 2 根，修整切 1 公分片狀
嫩四季豆 100 克，修整對切
新鮮香菜 20 克，葉子切碎
柳橙皮 ½ 顆

這道色澤金黃的燉菜帶有橙香還撒上堅果，可搭配綠葉蔬菜。

1. 取大型不沾湯鍋／耐熱砂鍋熱油，拌炒洋蔥 5 分鐘至軟嫩微焦；加入大蒜快炒幾秒鐘。

2. 拌入紅蘿蔔、番茄、鷹嘴豆、辣椒醬、450 毫升水、揉碎湯塊、香草和一半開心果，取少許海鹽及大量黑胡椒粒調味拌勻；微滾後煮 10 分鐘，偶爾攪拌。

3. 加入韭蔥、四季豆和一半香菜，持續攪拌煮 5-10 分鐘，待蔬菜煮軟、湯汁稍微濃稠。

4. 剩餘的開心果略切，拌入柳橙皮和剩餘香菜。

5. 蔬菜舀入預熱餐盤，撒上混合開心果碎。

5:2

非斷食日
增加份量，自由淋上橄欖油；搭配小份藜麥／混合糙米與野米。

普羅旺斯哈羅米乳酪燉菜

4 人份

甜椒（紅黃各一）2 顆，去籽，
　切 2 公分塊狀

茄子 1 根（約 250 克），切 2 公
　分塊狀

洋蔥 1 顆，去皮，切 12 片

橄欖油 3 湯匙

大蒜 2 瓣，去皮拍碎

新鮮羅勒葉一把（約 10 克），
　細切絲，另備搭配用

香草番茄塊 1 罐，400 克

哈羅米乳酪塊（halloumi）225
　克，切 8 片

非斷食日

將 400 克罐裝白腰豆瀝乾洗淨，
連同番茄下鍋；盡情淋上橄欖
油。

這道美味多用途的燉菜冷熱皆美味。可用微波爐加
熱，帶便當也很方便。搭配大份綠葉沙拉。

1. 烤箱預熱攝氏 220 度／旋風式攝氏 200 度／瓦斯
　7 檔。

2. 碗內放入甜椒、茄子、洋蔥、2 湯匙橄欖油，用
　海鹽及黑胡椒粒調味拌勻；倒入淺烤盤，烤 25
　分鐘。

3. 取出烤盤，將蔬菜翻面，再烤 5-10 分鐘至軟嫩
　微焦。

4. 取出烤盤，拌入大蒜、羅勒、番茄，鋪上乳酪，
　淋上剩餘的油，再取些黑胡椒粒調味；烤 15 分
　鐘，至乳酪炙熱微焦。

5. 撒上羅勒葉即可。

烹調技巧

★ 若沒有罐裝香草番茄塊，可將 ½ 茶匙乾燥奧勒岡
　與番茄塊拌勻，再倒入蔬菜。

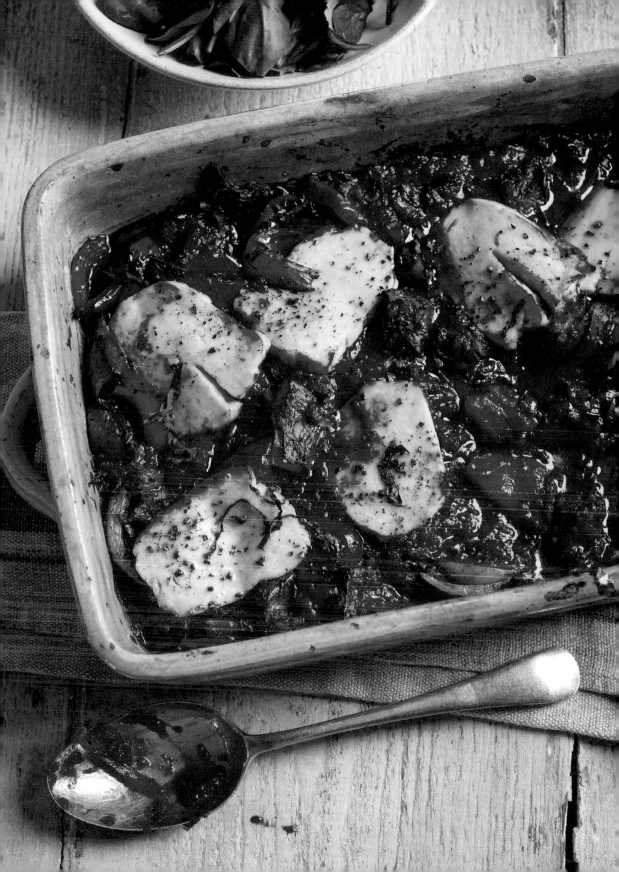

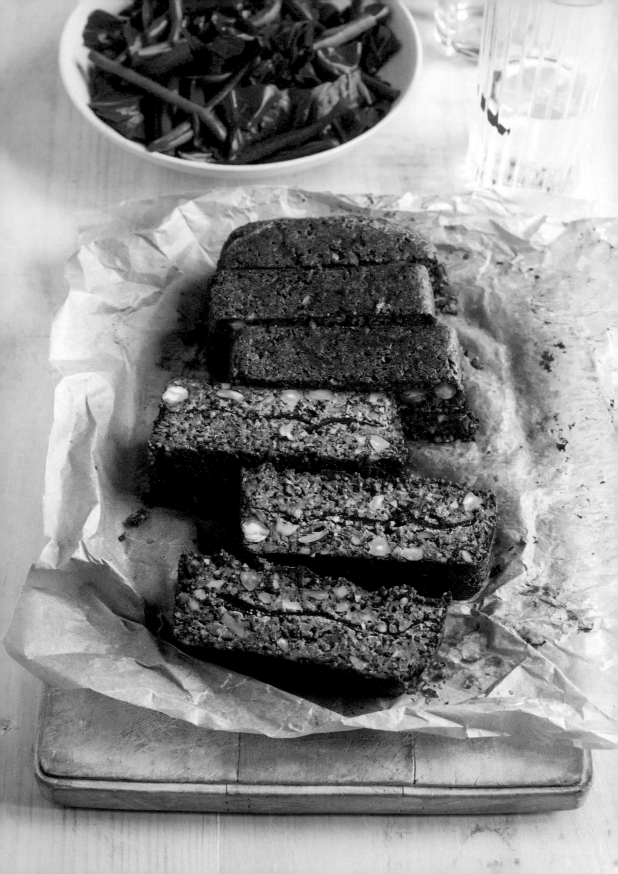

未達 **400** 大卡

堅果紅椒藜麥餅

6 人份

橄欖油 1 湯匙，另備烤盤用

藜麥 100 克（白、黑、紅綜合
藜麥為佳）

洋蔥 1 顆，去皮切碎

大蒜 2 瓣，去皮拍碎

蔬菜湯塊 1 塊

綜合堅果 150 克，略切

栗子 180 克，煮熟剝殼

紅蘿蔔 2 小根，修整刨粗絲
（淨重約 100 克）

蛋 2 顆，打散

檸檬皮 1 顆

新鮮香芹 20 克，葉切末

罐裝烤甜椒 150 克，瀝乾

5:2

非斷食日

搭配大份淋醬沙拉。

堅果餅正大行其道。這道食譜出奇簡單，可趁熱吃搭配蔬菜或冷食搭配沙拉。

1. 烤箱預熱攝氏 190 度／旋風式攝氏 170 度／瓦斯 5 檔。將 900 克吐司模抹油，鋪上不沾黏烘焙紙。

2. 準備半鍋沸水，加入藜麥攪拌煮沸，再煮 12-15 分鐘至軟化；充分瀝乾（煮熟藜麥淨重約 250 克）。

3. 另取大型不沾平底鍋熱油，拌炒洋蔥 5 分鐘；加入大蒜、揉碎湯塊，煮幾秒鐘，用木勺將湯塊搗碎；加入堅果，攪拌煮 3 分鐘。

4. 栗子倒入大碗，以馬鈴薯搗泥器略搗成泥；加入洋蔥、堅果、藜麥、紅蘿蔔、蛋液、檸檬皮、香芹，用海鹽及黑胡椒粒充分調味拌勻。

5. 模具舀入一半栗子泥，用湯匙背抹平；鋪上烤甜椒，再舀入剩餘栗子泥覆蓋；用力壓緊 —— 烤熟後較好切；蓋上錫箔紙，烤 20 分鐘。

6. 拿掉錫箔紙再烤 15 分鐘，至定型微焦。

7. 冷卻 5 分鐘再倒入砧板，切厚片食用。

山羊乳酪韭蔥大麥燉飯

4 人份
橄欖油 1 湯匙
洋蔥 1 顆，去皮切碎
大蒜 2 瓣，去皮拍碎
珍珠薏仁 120 克
月桂葉 1 片
蔬菜湯塊 1 塊
韭蔥 2 根（約 375 克），修整
　切 5 公釐片狀
帕瑪森乳酪 50 克，刨細絲
山羊乳酪 100 克，依喜好切除
　外皮
新鮮百里香葉，搭配用（自由
　選擇）

5:2

非斷食日
增加份量。

珍珠薏仁替這道燉飯增添美妙堅果風味和香濃口感，
搭配現煮長梗青花菜／羽衣甘藍。

1. 取大型不沾湯鍋熱油，翻炒洋蔥 3-5 分鐘，至軟
　嫩微焦；加入大蒜快炒幾秒鐘。

2. 加入珍珠薏仁、月桂葉、揉碎湯塊、900 毫升
　水，稍微蓋上鍋蓋，煮沸。

3. 火轉小，微滾煮 40-50 分鐘至軟化，偶爾攪拌。
　珍珠薏仁若過度收乾再加一些水，呈現醬汁般質
　地。

4. 加入韭蔥片再煮 5 分鐘至其軟化；拌入乳酪絲，
　用海鹽及大量黑胡椒粒調味。

5. 將燉飯舀入預熱餐盤，揉入山羊乳酪，隨意撒上
　百里香。

烹調技巧

★ 選購快煮薏仁／含有薏仁的快煮綜合穀物，只需約
　20 分鐘就能完成，要記得減少食譜水量。

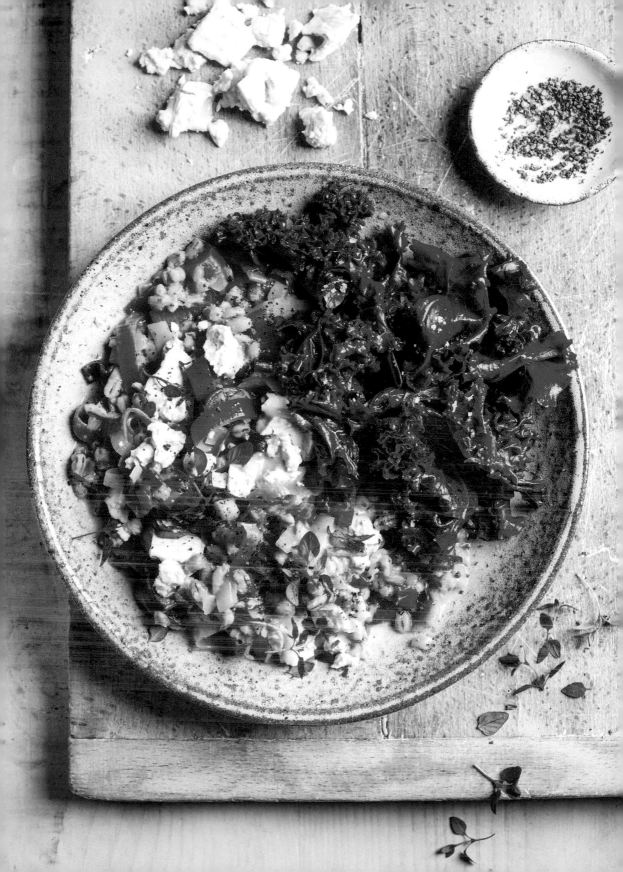

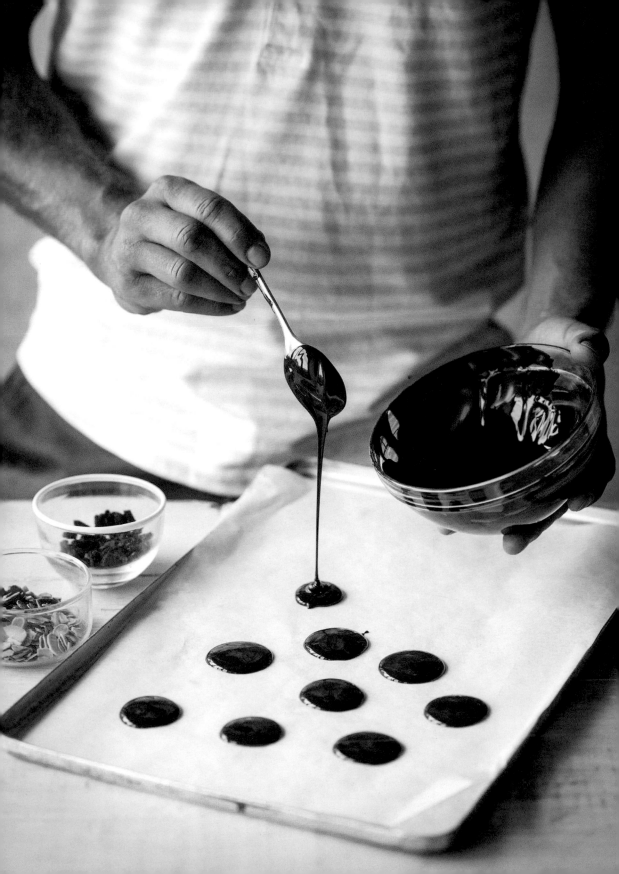

破例甜點

在我們家沒有意志力這回事——麥克多次被我逮到在冰箱前用湯匙挖著乳酪蛋糕吃。本章節強調的是「破例」，能偶爾解嘴饞，最好緊接在正餐之後，剩餘的份我們建議分裝冷凍。這些點心多以健康蔬菜作基底，使用杏仁粉／全穀麵粉（非白色／褐色麵粉）。儘管不如海綿蛋糕般輕巧鬆軟，仍希望大家會喜歡這樣扎實的口感，待味蕾習慣便會越吃越滿足。

肉桂蘋果脆片

2 人份
椰子油 2 茶匙
肉桂粉 ½ 茶匙
紅蘋果 1 大顆（約 200 克）

5:2

非斷食日
盡情沾全脂優格吃。

這道停不了口的點心富含健康的水溶性纖維，最適合餐後享用。

1. 烤箱預熱攝氏 130 度／旋風式攝氏 110 度／瓦斯 ½ 檔；大烤盤鋪上不沾黏烘焙紙。

2. 小湯鍋倒入椰子油、肉桂粉，以小火加熱至融化，置於一旁備用。

3. 蘋果去核，切去上下兩端，切 3-4 公釐薄片。

4. 蘋果片徹底刷上肉桂油，不重疊鋪上烤盤，烤 1½ 小時至酥脆。

5. 烤箱關火，靜置陰乾 2-3 小時。

6. 均分兩份食用。

烹調技巧

★ 若大量製作，剩餘的脆片放入有蓋容器，幾天內食用完。

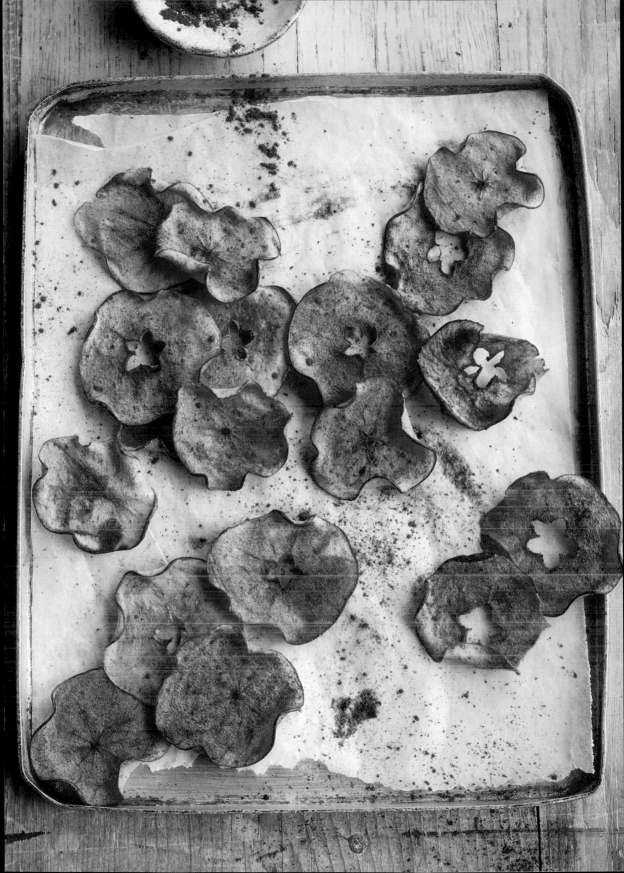

柳橙杏仁蛋糕

10 人份
柳橙 2 顆（各約 150 克），洗淨
軟棗 8 顆，去核
橄欖油 4 湯匙
蛋 4 顆
杏仁粉 300 克
泡打粉 1½ 茶匙
杏仁片 15 克

5:2

非斷食日
每份切更大塊，或搭配糖煮莓果
和法式酸奶，即是美妙甜點。

使用整顆柳橙帶皮烘烤，美味無法擋的酸甜蛋糕，宜切片趁熱吃。

1. 每顆柳橙用刀尖戳 20 下，放入耐微波的碗；蓋上餐盤，高溫微波 10 分鐘，至極為柔軟。

2. 烤箱預熱攝氏 190 度／旋風式攝氏 170 度／瓦斯 5 檔；取 900 克吐司模，底部及側面鋪上不沾黏烘焙紙。

3. 柳橙冷卻後對切去籽，連同軟棗、橄欖油、蛋倒入食物調理機攪拌。

4. 加入杏仁粉、泡打粉、4 湯匙水，攪拌成濃稠糊狀；均勻倒入模具，撒上杏仁片，烤 40-45 分鐘，至蛋糕膨脹、呈金黃色、緊實。

5. 冷卻 30 分鐘後脫模切薄片。

烹調技巧

★ 若沒有微波爐，取湯鍋注水，將未戳洞的柳橙稍微加蓋微滾煮 50-60 分鐘，視情況加水。

★ 可將整條蛋糕以錫箔紙包緊保存，或將剩餘的份冷凍。食用前若喜歡可用微波爐加熱。

未達 **200** 大卡

甜薑防風草蛋糕

16 人份
椰子油 150 克，另備抹烤盤用
蛋 3 大顆
軟棗 50 克，去核對切
薑末 4 茶匙
小荳蔻粉／肉桂粉 1 茶匙
肉荳蔻粉 1 茶匙
香草精 1 茶匙
防風草 250 克（約 2 顆），去皮
　切大塊
全穀中筋麵粉 100 克
泡打粉 2 茶匙
糖薑 2 顆（約 30 克），瀝乾，
　切 1 公分塊狀

非斷食日
增加份量。

這道濕潤的糕點，一入口便釋放出甜薑風味。沒人猜得到食譜有加防風草！

1. 烤箱預熱攝氏 190 度／旋風式攝氏 170 度／瓦斯 5 檔。取 20 公分活底烤盤，底部及內側抹油並鋪上不沾黏烘焙紙。

2. 將蛋、椰子油／奶油、軟棗、薑末、小荳蔻粉／肉桂粉、肉荳蔻粉、香草精倒入食物調理機攪拌均勻。

3. 加入防風草、麵粉、泡打粉瞬轉攪拌，呈麵糊狀。

4. 將麵糊均勻倒入烤盤，撒上糖薑塊並輕壓入麵糊；烤 40-45 分鐘，至金黃微微膨脹。

5. 於烤盤上冷卻 10 分鐘再移至網架。

6. 切 16 塊，冷熱皆宜。

烹調技巧

★ 軟棗不用買太貴的，超市烘焙區便宜的就很適合。

★ 可用錫箔紙包緊，將部份冷凍保存改天吃。

椰香芒果百香果杯

4 人份

無糖椰乾 10 克
百香果 2 顆，對切
熟成芒果 1 小顆（約 300 克），
　去皮去核切丁
萊姆皮 ½ 小顆（自由選擇）
椰奶優格 300 克，冷藏

非斷食日
將步驟 1 的椰乾與烤綜合堅果混
合，使配料更有層次。

美味好看的熱帶風味甜點。

1. 將椰乾放入小湯鍋，中火翻炒 2-3 分鐘，靜置冷卻。

2. 百香果果肉舀入碗裡，加芒果拌勻，萊姆皮自由選擇。

3. 將水果均分至四個玻璃高腳杯／甜點碟，預留一些作裝飾；放入優格、椰乾，以保留的水果點綴。

烹調技巧

★ 可依喜好改用全脂天然希臘優格（每杯熱量 168 大卡）。

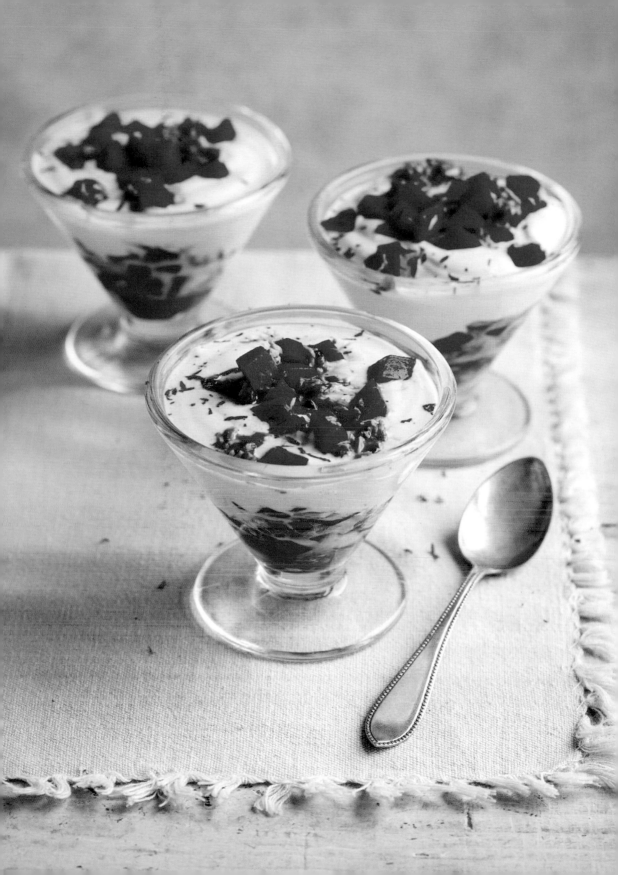

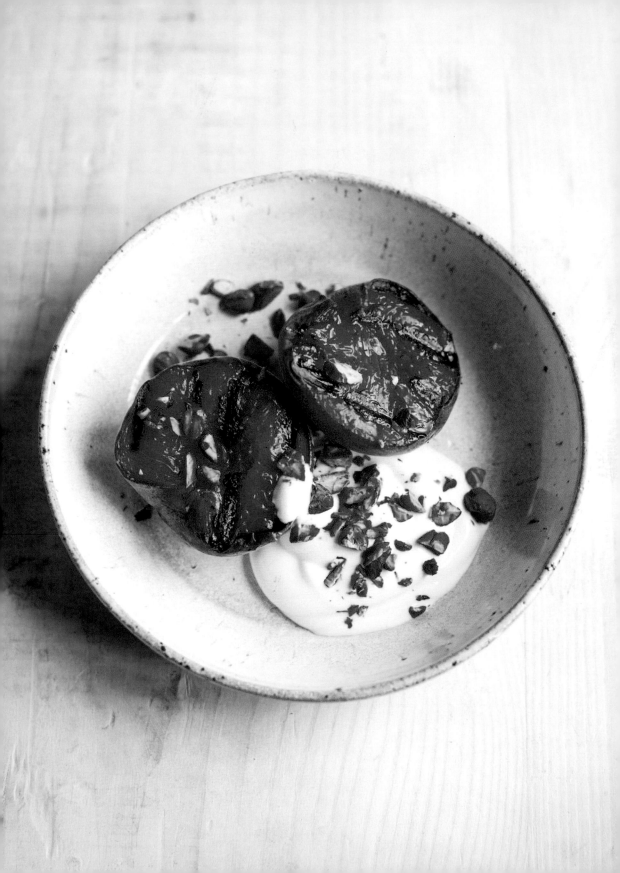

開心果烤蜜桃佐優格

4 人份
橄欖油／菜籽油 1 茶匙
緊實熟成桃子／油桃 4 顆，去核
　對切
全脂天然希臘優格 150 克
無鹽開心果 25 克，略切

5:2

非斷食日
增加份量。

簡單的水果甜點，當夏季早餐也不錯。

1. 取大型煎烤盤抹油，以中大火加熱。

2. 放入桃子，切面朝下，不翻面煎約 3 分鐘，至燙手且有烤痕。

3. 搭配優格並灑上開心果。

烹調技巧

★ 若沒有煎烤盤，可用烤肉爐，或微抹油的平底鍋。

★ 若桃子不好對切，可沿果核切片。

巧克力熔岩蛋糕

2 人份
椰子油 1 湯匙
軟棗 4 顆（約 30 克），去核切碎
蛋 1 顆，打散
杏仁粉 25 克
可可粉 7 克（約 1 湯匙）
泡打粉 ¼ 茶匙
85% 原味黑巧克力 1 塊（約 5 克）
覆盆子 一把，搭配用

準備一個 300 毫升耐微波馬克杯

非斷食日
舀上全脂天然希臘優格。

吃了立即滿足你對爆漿巧克力的渴望。

1. 椰子油倒入馬克杯，高溫微波幾秒鐘至融化，注意別熱過頭。

2. 加入軟棗、蛋、杏仁粉、可可粉、泡打粉和一小撮海鹽片，以叉子拌勻；過稠加 1-2 湯匙水。

3. 將巧克力塊整塊垂直放入麵糊，高溫微波約 1 分鐘，至蛋糕膨脹、緊實、即將自馬克杯內壁塌陷。

4. 小心拿起馬克杯，將蛋糕倒扣於餐盤對切，使內餡流出；均分兩份，各撒上一把新鮮覆盆子。

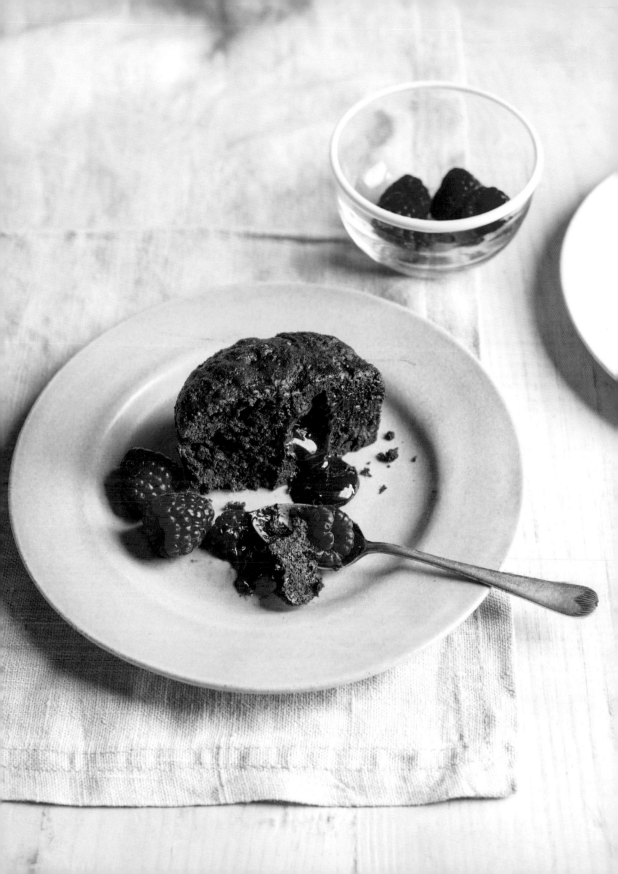

未達 **100** 大卡

每份 │ 熱量 **38** 大卡 │ 蛋白質 **0.5** 克 │ 脂肪 **2** 克 │ 纖維 **0** 克 │ 碳水化合物 **4** 克

杏仁葡萄乾巧克力片

20 人份
85% 原味黑巧克力 100 克
烤杏仁片 25 克（頁 18）
葡萄乾 25 克

非斷食日
增加份量。

花點時間尋找 85% 黑巧克力製作這些美味小點，絕對值得。巧克力富含腸道益菌喜愛的有益多酚；杏仁片增添蛋白質和酥脆口感；葡萄乾帶來「甜頭」和額外纖維。

1. 烤盤鋪上不沾黏烘焙紙。

2. 鍋子注水煮至微滾，將巧克力分成小塊放入耐熱碗，隔水加熱，確保碗底未接觸水面；等約 5 分鐘待其融化，偶爾攪拌。或以高溫微波 1-2 分鐘，等巧克力幾乎融化再攪拌。千萬別加熱過頭，不然巧克力會過稠或燒焦。

3. 小心將碗移開，於烤盤上用茶匙舀 20 份巧克力，保留充分間隔。

4. 撒上杏仁片和葡萄乾，靜置冷卻幾小時。

5. 用刀輕取烘焙紙上的巧克力，置入加蓋容器，於陰涼處可保存一週。

烹調技巧

★ 若自己烤杏仁片，冷卻後再撒到融化的巧克力上。
★ 葡萄乾可依喜好換成蔓越莓乾，以少糖為宜。
★ 若擔心吃太多，可做半份就好。

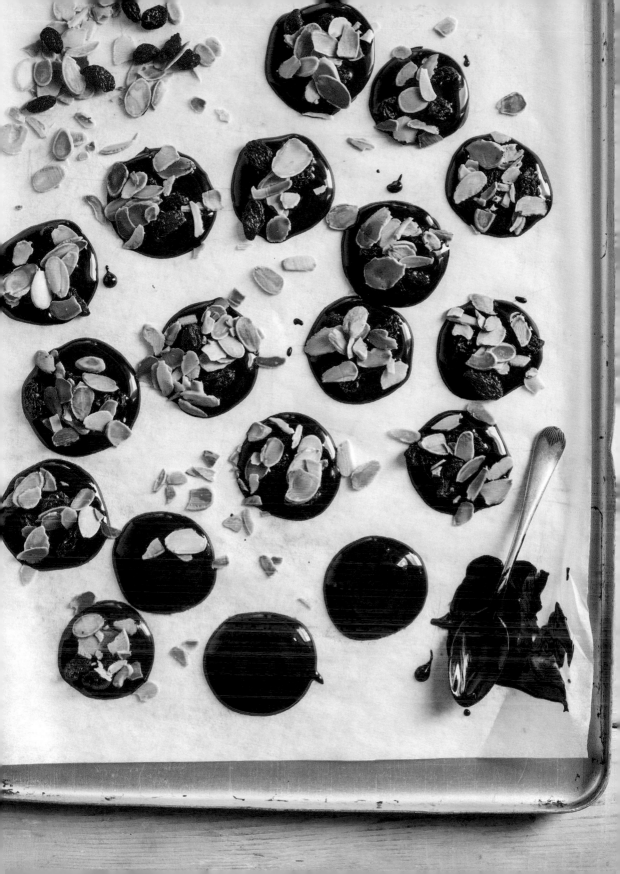

拜倫灣燕麥棒

16 人份
椰子油 125 克
大燕麥片 150 克
烤杏仁片 100 克（頁 18）
亞麻籽 25 克
蔓越莓乾 75 克，略切
蛋白 2 顆
香草精 2 茶匙

5:2

非斷食日
午餐後享用，甚至可當早餐。

我在澳洲拜倫灣（Byron Bay）一間俯瞰主海灘的咖啡廳注意到這個燕麥棒。不僅酥脆更帶來滿滿能量和纖維。不同的是，這個版本不會過甜。

1. 烤箱預熱攝氏 200 度／旋風式攝氏 180 度／瓦斯 6 檔。取 20 公分活底方形蛋糕模，鋪入不沾黏烘焙紙。

2. 椰子油放入湯鍋以小火融化。

3. 離火，加入大燕麥片、杏仁片、亞麻籽、蔓越莓、一小撮海鹽攪拌。

4. 蛋白打至略起泡，倒入燕麥糊拌勻。

5. 將混合食材倒入模具，以湯匙抹平，充分下壓使食材緊實；烤 15-18 分鐘至微焦。

6. 未脫模冷卻至少 1 小時，切條狀。

烹調技巧

★ 燕麥棒以不沾黏烘焙紙分隔，放入密閉容器冷凍。個別解凍須約 1 小時。

每份 │ 熱量 **101** 大卡 │ 蛋白質 **3** 克 │ 脂肪 **6.5** 克 │ 纖維 **1.5** 克 │ 碳水化合物 **7** 克

未達 **200** 大卡

堅果黑李巧克力棒

20 人份
綜合堅果 150 克，略切
去核軟李乾 150 克，切 ¼
即食杏桃乾 150 克，切 ¼
可可粉 25 克
椰子油（未融化）50 克

非斷食日
搭配全脂優格／法式酸奶。

這道未經烘焙的巧克力棒風味濃郁，富含纖維，適合取代多糖甜食。可偶爾解饞，在正餐後食用為佳。

1. 取 900 克吐司模鋪上保鮮膜，露出一大部分。

2. 堅果放入食物調理機攪碎但非粉狀，倒入碗裡；將軟李、杏桃放入調理機攪成黏糊狀。

3. 堅果碎加回調理機，加入可可粉、椰子油，攪拌成團。

4. 將可可團舀入模具，均勻攤開，用多餘的保鮮膜覆蓋。冷凍 1 小時至成型。

5. 取出模具，去除保鮮膜置於砧板上，切 20 份約 1 公分條狀；以烘焙紙分隔避免沾黏，放入加蓋容器冷藏可保存 2 週，冷凍長達 2 個月。

烹調技巧

★ 若有大型食物調理機，可將食材同時加入，不必分批。

草莓香草優格

4 人份
新鮮草莓 250 克，去蒂對切
全脂天然希臘優格 300 克
香草精 ½ 茶匙

5:2

非斷食日
多加 1 份草莓。

這道超級簡單的優格，當甜點或早餐都很棒。草莓帶有天然甜味，含糖量卻出奇地低。

1. 草莓於調理碗搗碎，釋出汁液。

2. 另取一碗攪拌優格與香草精，再輕輕拌入草莓。

3. 均分至兩個小盤子／玻璃杯冷藏。

烹調技巧

★ 可改用冷凍草莓／綜合莓果，並確保徹底解凍瀝乾後再搗碎。

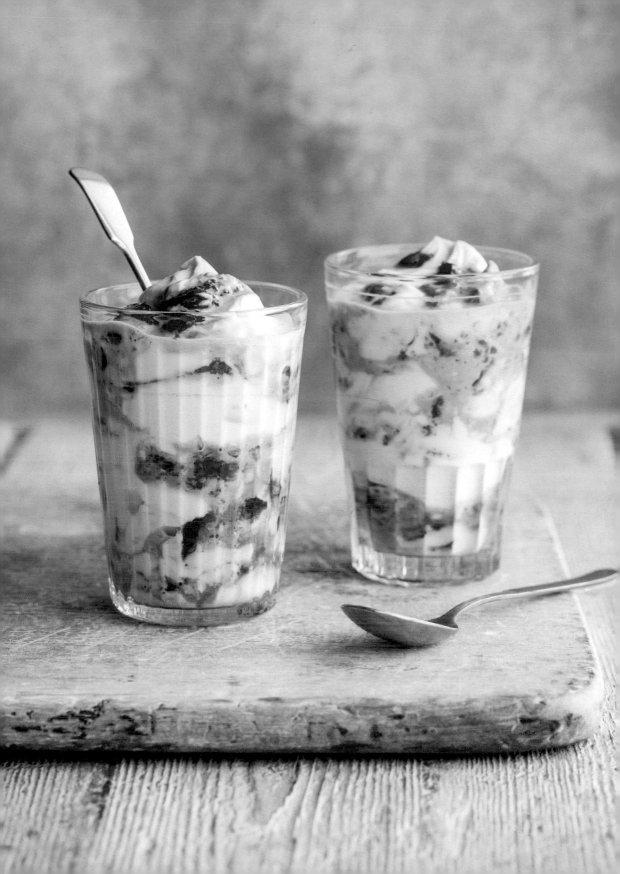

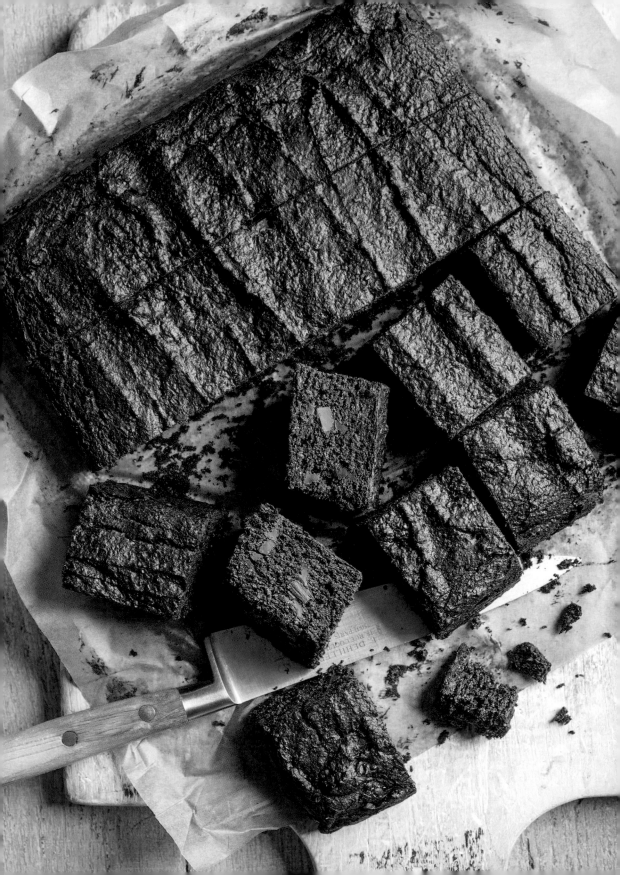

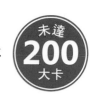
甜菜根巧克力布朗尼

20 人份
椰子油 100 克，另備抹烤盤用
熟甜菜根 275 克，瀝乾，切小塊
蛋 3 大顆
可可粉 60 克
去核軟棗 100 克
全穀自發麵粉 100 克
肉桂粉 1 茶匙
小蘇打粉 1 茶匙
85% 原味黑巧克力 75 克，略切

5:2

非斷食日
巧克力加入 150 克山胡桃碎，能增添口感與蛋白質。餐後食用，搭配一把莓果、一匙全脂優格或法式酸奶（若喜歡可先微波幾秒鐘加熱）。

看看誰能認出主食材！

1. 烤箱預熱攝氏 200 度／旋風式攝氏 180 度／瓦斯 6 檔；活底 20 公分方形蛋糕模抹油，盤底及內側鋪上不沾黏烘焙紙。

2. 將甜菜根、蛋、可可粉、軟棗、椰子油倒入食物調理機約略攪拌；亦可放碗裡以手持攪拌器操作。

3. 倒入麵粉、肉桂粉、小蘇打粉、一撮海鹽攪拌均勻；視情況多加 1 湯匙水；拌入巧克力後均勻倒入模具；烤約 20 分鐘，至蛋糕膨脹、緊實。

4. 冷卻 10 分鐘後脫模切方塊。

烹調技巧

★ 若使用市售煮熟甜菜根，須確認成分不含醋或香料！或者，可以自己煮——洗淨甜菜根，放入含水的鍋子，煮沸後再煮 40-45 分鐘至軟化，取出甜菜根去皮。

★ 剩餘的布朗尼以錫箔紙包好，放入有蓋容器冷凍。

全穀種籽麵包

12 人份
乾燥速發酵母 7 克
高筋全穀麵粉 425 克，另備 1 茶
　匙揉麵用
綜合種籽 100 克
脫脂奶粉 2 湯匙
二號砂糖 1 湯匙
海鹽 1½ 茶匙
橄欖油 1 湯匙，另備抹烤盤用

這款麵包帶點嚼勁，很好吃。剩餘的部分可切片冷凍。適合用麵包機來做。

1. 將酵母、麵粉、種籽、奶粉、砂糖、海鹽倒入大碗，中央做一個井。

2. 取 150 毫升沸水、200 毫升冷水倒入馬克杯，共 350 毫升溫水；加入油，倒入碗裡，以大湯匙攪拌成粗糙麵團。

3. 將麵團置於略撒麵粉的工作台，揉 5 分鐘；麵團會很黏，視情況撒點麵粉；放入略抹油的碗，用保鮮膜封住，於溫暖處發酵 1.5-2 小時，至麵團膨脹將近一倍。

4. 取出麵團，輕柔地揉成球狀；烤盤鋪上烘焙紙，放上麵團，塑形成直徑約 18 公分圓形；用銳利刀片劃三刀，輕蓋上抹油的保鮮膜，二次發酵 1-1.5 小時，至徹底膨脹。

5. 烤箱預熱攝氏 220 度／旋風式攝氏 200 度／瓦斯 7 檔；拿掉保鮮膜，烘烤 25 分鐘至色澤金黃、敲打底部呈空心感；置於網架冷卻，切片食用，每份約 65 克。

烹調技巧

★ 全穀版用麵包機做也會很成功。

★ 自製脆餅：將放一兩天的麵包切薄片，每片約 15 克；放上烤盤，烘烤 20 分鐘（烤箱預熱攝氏 170 度／旋風式攝氏 150 度／瓦斯 3 檔），至乾燥酥脆即可；放入密閉容器保存。

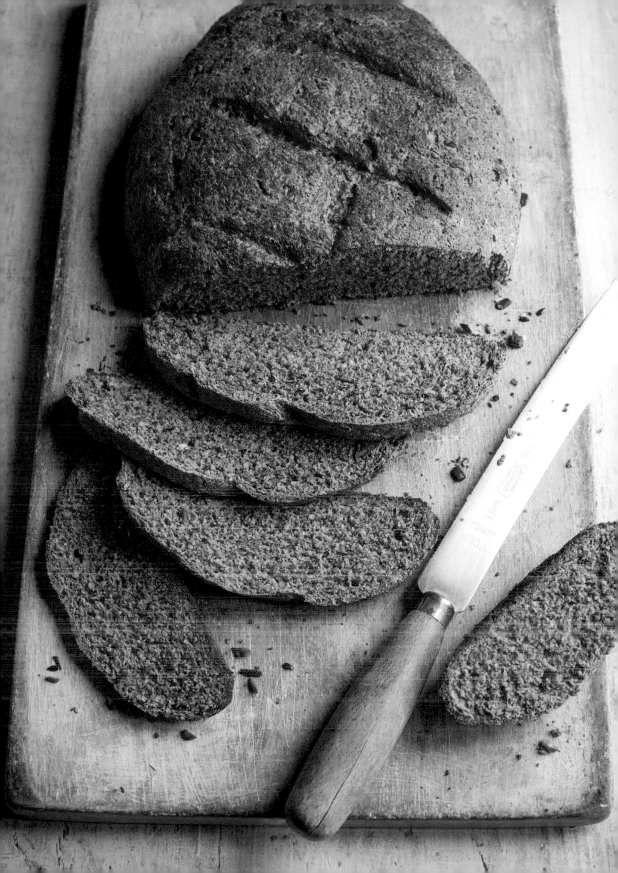

「800 大卡斷食」技巧大全

簡單維持蛋白質攝取的方法

斷食的時候，攝取足量蛋白質很重要。不論是生成或修復骨骼、軟骨和肌肉等組織、產生酵素及荷爾蒙，乃至於支撐免疫系統運作，皆需要蛋白質。同時，蛋白質還能使餐點更飽足，我們建議每日攝取約 45-60 克。素食者較難在 800 大卡內達成這個目標，可能需增加至約 900 大卡，以確保攝取足夠的蛋白質。

以下列出一些經計算的食材熱量，協助你調整餐點：不論是 800 大卡斷食日、非斷食日、希望增加蛋白質攝取量、提升飽足感、準備好非澱粉類蔬菜但沒時間料理整份食譜，或是想在湯／沙拉裡加點什麼，都格外有幫助。

肉類及魚類
- 75 克煮熟雞胸肉（115 大卡）
- 1 湯匙西班牙香腸丁，約 10 克（29 大卡）
- 1 湯匙煎培根碎，約 7 克（23 大卡）
- 75 克冷凍熟明蝦，解凍（59 大卡）
- 45 克罐頭油漬鮪魚（85 大卡）
- 3 條罐頭油漬鯷魚，瀝乾（17 大卡）

乳製品及蛋類
- 1 湯匙乳酪絲，約 10 克（41 大卡）
- 30 克切達乳酪，約火柴盒大小（124 大卡）
- 30 克哈羅米乳酪，切片，以 1 茶匙橄欖油微煎 4-5 分鐘（145 大卡）
- 1 湯匙全脂天然希臘優格，約 40 克（37 大卡）
- 15 克全脂費達乳酪（54 大卡）
- 10 克帕瑪森乳酪（42 大卡）
- 1 顆蛋（78 大卡）

蔬食
- 一把堅果，約 10 克，如核桃、杏仁、榛果（185 大卡）
- 2 茶匙芝麻，約 10 克（60 大卡）
- 15 克杏仁（95 大卡）
- 100 克豆腐（73 大卡）
- 80 克煮熟毛豆（85 大卡）
- 15 克綜合種籽（55 大卡）
- 100 克煮熟法國扁豆（143 大卡）

如何讓綠葉蔬菜和非澱粉類蔬菜美味多變

綠葉蔬菜和非澱粉類蔬菜是「800 大卡斷食」重要的一環，請讀者放心多吃，每餐佔一半份量。除了蒸、煮、微波，不妨試試以下方法使其更美味。我們列出「最低熱量」和「低熱量」兩種選擇，分別對應 800 大卡斷食日及尚有熱量可分配的情況。

綠葉蔬菜及非澱粉類蔬菜範例：

高麗菜、嫩洋甘藍、紅甜菜、羽衣甘藍、小白菜、恐龍羽衣甘藍（cavolo nero）、菠菜、四季豆、甜豆、櫛瓜、青花菜、甜椒，還有各色沙拉生菜──顏色越繽紛越好。

最低熱量增添風味法：

● 海鹽片及黑胡椒粒
● 一撮乾辣椒片
● 一點蒜末
● ½ 湯匙黑醬油
● 一點萊姆／檸檬汁，適用高麗菜、青花菜、花椰菜
● ½ 湯匙蘋果醋／巴薩米克醋，適用菠菜、恐龍羽衣甘藍

低熱量增添風味法：

● 1 茶匙奶油──任何蔬菜皆宜（25 大卡）
● 1 茶匙橄欖油──任何蔬菜皆宜（27 大卡）
● 1 茶匙海鮮醬，適用川燙波菜、高麗菜（12 大卡）
● 1 茶匙芝麻／茴香，適用嫩四季豆、高麗菜（32 大卡）
● 1 茶匙帕瑪森乳酪絲，適用蒸青花菜（8 大卡）
● ½ 蒜瓣及 ½ 湯匙橄欖油（加 1 茶匙醬油），適用炒高麗菜、甜豆、青花菜、紅甜菜（52 大卡）

沙拉醬汁

這些計算過熱量的醬汁適用任何綠葉蔬菜，可依喜好和第三章的沙拉混搭。
● 薄荷優格醬，頁 71
● 蘋果醋，頁 74
● 芥末醬，頁 76
● 香草優格醬，頁 78
● 萊姆醬油，頁 80
● 萊姆醬，頁 84
● 香濃蒜味優格醬，頁 86
● 檸檬美乃滋，非斷食日，頁 116
● 巴薩米克醋，頁 178
● 簡易檸檬醬，頁 72
● 簡易沙拉醬

旋蓋罐中加入 1 茶匙第戎芥末、1 湯匙巴薩米克醋、5 湯匙特級初榨橄欖油、一大撮海鹽及大量黑胡椒粒；蓋緊蓋子徹底搖晃，調整口味；每份淋上 1 湯匙醬料，熱量 102 大卡，可保存 5 天。

其他配菜及醬料

若有剩餘的熱量，這些配菜和醬料能為任何菜餚增添風味。
● 自製高麗菜沙拉，頁 87
● 番茄醬，頁 177（每份 63 大卡）
● 摩洛哥式番茄醬，頁 177（每份 92 大卡）
● 速醃黃瓜，頁 146（熱量極低）
● 沙嗲醬，頁 153（每份 154 大卡）
● 薄荷優格醬，頁 106
● 炒蘑菇，1 茶匙橄欖油炒 40 克蘑菇（63 大卡）
● 5 顆去核醃橄欖（25 大卡）

如何納入較健康的碳水化合物

「800 大卡斷食」的重點在於捨棄白麵包、義大利麵、馬鈴薯、白米飯等白色澱粉類食品；食用複合式碳水化合物如全穀類、豆類和扁豆，以提供極為重要的營養素，和極佳膳食纖維來源。

全穀類

我們建議一次準備大份量，再分裝放入冷凍。烹煮時加入高湯塊可增添風味。豆類與扁豆對素食者來說是格外有益的蛋白質來源，也利於腸道益菌。依熱量限度調整，斷食日可加 2 湯匙、非斷食日可加 3 湯匙。

● 1 湯匙煮熟糙米，約 15 克（21 大卡）
● 1 湯匙煮熟藜麥，約 15 克（18 大卡）
● 1 湯匙煮熟小麥碎，約 15 克（13 大卡）
● 1 湯匙煮熟法國扁豆，約 15 克（18 大卡）
● 1 湯匙煮熟珍珠薏仁，約 15 克（19 大卡）

低碳替代品

取代澱粉類食物，不妨試試以下做法。花椰菜熱量低、高營養、用途多元，非常適合當作澱粉替代物，我們很愛用。

● **花椰菜米**，每份 34 大卡（見 129）。製作 2 人份，握住小顆花椰菜梗部，動作敏捷向下刨出類似米粒的花椰菜粒；也可以用食物調理機，但避免攪成糊。生花椰菜米可蒸、拌炒或快炒 3-4 分鐘；亦可放入耐微波的碗，高溫微波 2-3 分鐘。花椰菜米須保有一點口感，如有嚼勁的義大利麵。可拌入香芹／香菜末，或擠上新鮮萊姆汁增添風味。

● **花椰菜泥**，84 大卡（頁 160，步驟 1）
● **櫛瓜麵**，100 克，20 大卡（頁 168）。每份 1 根櫛瓜，用旋轉製麵器／馬鈴薯刨絲器製作櫛瓜麵。烹調方式可蒸、煮、微波 1 分鐘，至仍帶有嚼勁。若有剩餘熱量，取平底鍋加少許橄欖油和櫛瓜麵，炒約 1 分鐘至軟化，以一小撮海鹽及大量黑胡椒粒調味。

● **南瓜泥**，55 大卡（頁 166，步驟 2-4）
● **瑞典蕪菁泥**，71 大卡（頁 180，步驟 4）
● **青花菜豌豆泥**，161 大卡（頁 128，步驟 3）
● **烤根芹菜條**，64 大卡（頁 182，步驟 2）
● **甘藍菜扁麵**，100 克，27 大卡。使用 ¼ 顆皺葉甘藍製作 2 人份。甘藍去芯切細絲，蒸 4-5 分鐘，或用微波可縮短時間，略帶嚼勁為佳。
● **蒟蒻「零卡」麵條／義大利麵**（白瀧麵 shiritaki）。源自於日本，熱量極少卻富含纖維，多數大型超市都買得到。

抗性澱粉或冷熱循環烹調法

許多人認為捨棄澱粉類碳水化合物很難。幸好，一些新研究指出改善烹調方式可減少糖分吸收。

「冷熱循環烹調法」（cook-cool-cook approach）可將馬鈴薯、義大利麵和米飯等食材內的部分澱粉轉化為「抗性澱粉」（resistant starch），能抵抗人體消化，類似於纖維。不但體內微生物喜歡，食用後血糖較不會急速上升。記住，此方法只能轉化「部分」澱粉，仍需注意適量食用！

此烹調法將義大利麵、米飯或馬鈴薯先以普通方式煮熟，然後冷卻，冷藏 12 小時為佳。再次充分加熱能強化功效，將部分單澱粉轉化為難以消化的抗性澱粉。

使用「冷熱循環烹調法」轉化「抗性澱粉」的訣竅

● 選購全穀類稻米／義大利麵。

● 將食材分裝冷凍，食用前可直接解凍並加熱。亦可於沙拉上撒預煮穀物，或搭配正餐食用。預煮米飯最適合拿來炒。

● 非斷食日，可先做好美味義大利麵／烘烤類，加熱所需份量即可。

● 全穀麵包冷凍保存（可避免全吃光），放入吐司機加熱即可。

備料竅門索引

● 炒煎果／種籽：取平底鍋小火乾炒 2 分鐘，至微焦；種籽時間可縮短。

● 蔬菜麵，見對頁

● 處理酪梨，頁 40，見技巧

● 水波蛋，頁 34，見食譜

● 自製雞高湯，頁 65，見技巧

● 速醃蔬菜，頁 147，見食譜

低熱量的補水之道

想在斷食日保持體力，適時攝取水分至關重要。將目標訂在多攝取 1-1.5 公升的無熱量液體，以水為主。盡量避免飲用含甜味劑飲料，以防止擾亂腸道益菌並戒掉愛吃甜食的習慣，畢竟甜味劑比糖還要甜上好幾倍。若平時喝很多人工添加的含糖飲料，可能得將減糖這件事分好幾天，甚至好幾週來執行，以避免戒斷症狀或嗜糖情況。若非使用甜味劑不可，甜菊大概是最好的辦法。

務必試試以下熱量微不足道的美妙做法來增添風味。這些飲品可隨時飲用，且不會干擾脂肪燃燒。

提神冷飲

我們都愛喝自來水，有時直接打開水龍頭或過濾再喝。若覺得自己時常忘記增加水分攝取量，可以在廚房或工作場所擺一壺／幾瓶水 —— 一天結束前喝完，亦可隨身帶瓶水。

若不愛喝開水，以下幾招把它變迷人。

● 將幾瓶水冷藏，冰的比較好喝。
● 想要增添風味，加一些莓果／新鮮香草，如薄荷、迷迭香或百里香；擠些許檸檬／萊姆汁，加入一些果皮；加入 1-2 片小黃瓜／櫛瓜，視覺和味覺皆相當提神；製作水果茶／香草茶，冷藏保存。

暖胃熱飲

餐間喝茶／咖啡盡量別放牛乳，因為會增加熱量和阻礙脂肪燃燒 —— 然而，餐後立即喝，加點牛乳則無妨。若有興致，可嘗試水果茶滿足味蕾；或是香草茶，熱開水中加一把新鮮香草如薄荷、百里香或鼠尾草。

口味帶勁的薑茶

生薑帶皮切 1 公分薄片，放入馬克杯沖滿熱開水；擠些檸檬汁，靜待 5 分鐘入味。生薑含鎂，有助於骨骼生成，經發現可降低血壓、減輕發炎反應 —— 還有支持你度過斷食日。

外部協助

有伴侶、家人或一同改變飲食的夥伴陪同進行斷食，會帶來很大的不同。尋求朋友、家人、同事的協助以保持動力。詳情請瀏覽我們的網站 www.thefast800.com，可參考「800 大卡斷食線上方案」（the Fast 800 Online Program），將本斷食法融入生活。線上方案 20% 限時折價碼：F800SUPPORT20

衷心祝福各位的 800 大卡斷食旅程一切順利。

餐點規劃

這些餐點規劃是希望能為你帶來靈感,有個好的開始,非強制按表操課。若不想每天做飯,可自由重複某天的餐點,或是將剩菜改成某道看上去令你中意的餐點,任何可行且符合個人生活需求為準。只要記得留意食譜內的營養資訊,務必攝取足夠蛋白質(超過 45 克為宜),並降低澱粉類碳水化合物及糖份攝取量(以不超過 75 克為宜,少於 50 克最佳)。

記得,每日「800 大卡」這個數值只是個指引,偶爾多出 40-50 大卡,不會嚴重影響減重速度。縱使某些日子熱量攝取逼近 900 大卡,但整週平均下來便不足掛

齒。眼尖的人會發現,無肉餐點規劃的單日熱量總數值較高,是為了確保攝取每日所需的蛋白質。

若熱量仍有餘裕,不妨搭配沙拉醬或嘗試頁 241 的建議,為非澱粉類蔬菜增添變化;來一份水果,如蘋果、梨子或一把莓果,使總熱量稍為超出 800 大卡;有時,我們將熱量設定遠低於 800 大卡,得以破例解嘴饞(頁 220-239)。

重要的是,若要促進脂肪燃燒,必須堅持低碳飲食、餐間勿吃零食,最好搭配限時進食法(詳見頁 11)。

一人份或多人份備餐

本書有不少食譜為 2-4 人份,另一份通常能冷藏於 1-2 天食用,或是冷凍。若為更多人及/或未限制熱量攝取的人備餐,只需依非斷食日的建議增加份量。非斷食者還可搭配糙米類的複合式碳水合物與適量特級初榨橄欖油、調味料或醬汁。

每日兩餐含魚／肉餐點規劃

第一週

第 1 天
- 韭蔥鮭魚鹹派，507 大卡（頁 124）
- 簡易牛排與沙拉，346 大卡（頁 178）
  共 853 大卡

第 2 天
- 隔夜燕麥片，351 大卡（頁 22）
- 帕瑪火腿雞肉捲，321 大卡（頁 143）
  共 672 大卡

第 3 天
- 凱薩雞肉沙拉，300 大卡（頁 78）
- 地中海風烤魚，384 大卡（頁 117）
  共 684 大卡

第 4 天
- 鮭魚沙拉，542 大卡（頁 80）
- 辣炒豬肉，276 大卡（頁 165）
  共 818 大卡

第 5 天
- 蘑菇菠菜水波蛋，241 大卡（頁 34）
- 俄羅斯酸奶牛肉，392 大卡（頁 181），搭配 40 克糙米飯，147 大卡
  共 780 大卡

第 6 天
- 番茄半熟蛋，312 大卡（頁 42）
- 單鍋烤雞，460 大卡（頁 140）
  共 772 大卡

第 7 天
- 蘑菇菠菜水波蛋，241 大卡（頁 34）
- 印度香料咖哩雞，427 大卡（頁 148），搭配 40 克糙米飯，147 大卡
  共 815 大卡

第二週

第 8 天
- 酪梨醬單面三明治，289 大卡（頁 40）
- 烤鮭魚與青花菜豌豆泥，440 大卡（頁 128）
  共 729 大卡

第 9 天
- 即食杯粥，399 大卡（頁 23）
- 香腸甜椒烤雞腿，421 大卡（頁 150）
  共 820 大卡

第 10 天
- 煙燻鮭魚歐姆蛋，339 大卡（頁 36），沙拉淋上醬汁（頁 241）
- 香料辣味燉豆，346 大卡（頁 192）
  共 685 大卡

第 11 天
- 鮪魚尼斯沙拉，362 大卡（頁 86）
- 帕瑪森脆皮雞柳，399 大卡（頁 139）
  共 761 大卡

第 12 天
- 毛豆鮪魚沙拉，408 大卡（頁 83）
- 簡易雞肉塔吉鍋，447 大卡（頁 144）
  共 855 大卡

第 13 天
- 西洋梨肉桂粥，267 大卡（頁 18）
- 薄荷豌豆費達乳酪沙拉與羊排，542 大卡（頁 172）
  共 809 大卡

第 14 天
- 雞肉培根酪梨沙拉，495 大卡（頁 76）
- 淡菜佐香濃龍蒿醬，381 大卡（頁 132）
  共 876 大卡

每日兩餐無肉餐點規劃

第一週

第 1 天
- 酪梨醬單面三明治，289 大卡（頁 40），每份搭配 1 顆水波蛋，78 大卡
- 香辣豆製漢堡排，411 大卡（頁 204），搭配烤根芹菜條，64 大卡（頁 182）

  共 842 大卡

第 2 天
- 藜麥青花菜蘆筍沙拉，362 大卡（頁 71）
- 阿丹蔬菜波隆那素肉番茄醬，207 大卡（頁 194），每份搭配 40 克全穀義大利麵，130 大卡、10 克帕瑪森乳酪絲，42 大卡

  共 741 大卡

第 3 天
- 鷹嘴豆泥紅蘿蔔菠菜蛋捲（頁 95），份量加倍（2 份／1 大份），每份 468 大卡
- 烤蔬菜莫札瑞拉乳酪筆管麵，460 大卡（頁 208）

  共 928 大卡

第 4 天
- 有益腸道的藍紋乳酪核桃菊蒿沙拉，335 大卡（頁 74），每份加 1 顆水煮蛋切片，78 大卡
- 開心果鷹嘴豆鍋，397 大卡（頁 211）

  共 810 大卡

第 5 天
- 堅果紅椒藜麥餅，330 大卡（頁 215），淋醬沙拉（頁 241）
- 香料辣味燉豆，346 大卡（頁 192），淋醬沙拉（頁 241）

  共 676 大卡

第 6 天
- 蘑菇天然酸種單片三明治，297 大卡（頁 39），每份搭配 1 顆水波蛋，78 大卡
- 香辣豆製漢堡排，411 大卡（頁 204），搭配烤根芹菜條，64 大卡（頁 182）

  共 850 大卡

第 7 天
- 蘑菇菠菜水波蛋，241 大卡（頁 34）
- 普羅旺斯哈羅米乳酪燉菜（頁 212），份量加大，分成 3 份而非 4 份，428 大卡

  共 669 大卡

第二週

第 8 天
- 牛仔煮豆，309 大卡（頁 46），撒上 20 克切達乳酪絲，82 大卡
- 阿丹蔬菜波隆那素肉番茄醬，207 大卡（頁 194），搭配高麗菜扁麵（頁 242）撒上 10 克帕瑪森乳酪絲，42 大卡、淋醬沙拉（頁 241）

  共 640 大卡

第 9 天
- 番茄半熟蛋，312 大卡（頁 42）
- 鷹嘴豆餅與香辣烤蔬菜，358 大卡（頁 206），多撒 10 克杏仁片，63 大卡、淋醬沙拉（頁 241）

  共 733 大卡

第 10 天
- 山羊乳酪義式烘蛋，294 大卡（頁 100）
- 香料辣味燉豆，346 大卡（頁 192），淋醬沙拉（頁 214）

  共 640 大卡

第 11 天
- 藍莓鬆餅，284 大卡（頁 25），每份搭配 2 湯匙全脂天然希臘優格，74 大卡、10 克烤杏仁片，63 大卡
- 咖哩豌豆素肉，292 大卡（頁 205）

  共 713 大卡

第 12 天
- 快速鷹嘴豆餅與甜菜根沙拉，395 大卡（頁 105）
- 蘑菇蔬菜印度香飯，322 大卡（頁 195），搭配薄荷優格醬，59 大卡（頁 106）

  共 776 大卡

第 13 天
- 水煮蛋與長梗青花菜，216 大卡（頁 38）
- 香濃腰果豆腐咖哩，598 大卡（頁 196），每份搭配 25 克全穀麵條，82 大卡

  共 896 大卡

第 14 天
- 山羊乳酪義式烘蛋，294 大卡（頁 100），淋醬沙拉（頁 241）
- 開心果鷹嘴豆鍋，397 大卡（頁 211）

  共 691 大卡

每日三餐含魚／肉餐點規劃

第一週

第 1 天
- 水煮蛋與長梗青花菜，216 大卡（頁 38）
- 地中海風鮪魚捲，196 大卡（頁 90）
- 簡易雞肉塔吉鍋，447 大卡（頁 144）
  共 859 大卡

第 2 天
- 隔夜燕麥片，351 大卡（頁 22）
- 藍紋乳酪青花菜湯，158 大卡（頁 56）
- 瑞典辣味紅蘿蔔泥與鱈魚，279 大卡（頁 118）
  共 788 大卡

第 3 天
- 香蕉堅果果昔，214 大卡（頁 51）
- 麥克黑胡椒鯖魚抹醬，298 大卡（頁 97）
- 香料辣味燉豆，346 大卡（頁 192）
  共 858 大卡

第 4 天
- 培根蘑菇炒蔬菜，144 大卡（頁 45）
- 青醬羽衣甘藍豆湯，249 大卡（頁 54）
- 蘋果韭蔥煎豬排，355 大卡（頁 163）
  共 748 大卡

第 5 天
- 糖煮莓果佐優格，190 大卡（頁 26）
- 蘑菇濃湯，68 大卡（頁 64）
- 印度香料咖哩雞，427 大卡（頁 148）
  共 685 大卡

第 6 天
- 番茄半熟蛋，312 大卡（頁 42）
- 青醬豆沙拉捲，308 大卡（頁 91）
- 墨西哥炒雞火雞包生菜，195 大卡（頁 154）
  共 815 大卡

第 7 天
- 藍莓鬆餅，284 大卡（頁 25）
- 美乃滋明蝦捲，143 大卡（頁 91）
- 單鍋烤雞，460 大卡（頁 140）
  共 887 大卡

第二週

第 8 天
- 蘑菇菠菜水波蛋，241 大卡（頁 34）
- 豌豆清雞湯，280 大卡（頁 65）
- 薑味辣椒烤魚，233 大卡（頁 120）
  共 754 大卡

第 9 天
- 即食杯粥，399 大卡（頁 23）
- 煙燻鮭魚乳酪蛋捲，200 大卡（頁 94）
- 番茄肉丸，272 大卡（頁 177）
  共 871 大卡

第 10 天
- 酪梨醬單面三明治，289 大卡（頁 40）
- 咖哩雞扁豆湯，223 大卡（頁 66）
- 普羅旺斯哈羅米乳酪燉菜，321 大卡（頁 212）
  共 833 大卡

第 11 天
- 巧克力格蘭諾拉麥片，274 大卡（頁 20）
- 地中海風鮪魚捲，196 大卡（頁 90）
- 檸檬香芹煎魚，368 大卡（頁 114）
  共 838 大卡

第 12 天
- 隔夜燕麥片，351 大卡（頁 22）
- 藍紋乳酪青花菜湯，158 大卡（頁 56）
- 簡易砂鍋雞，303 大卡（頁 142）
  共 812 大卡

第 13 天
- 沁涼莓果果昔，190 大卡（頁 50）
- 即食披薩，221 大卡（頁 189），淋醬沙拉（頁 241）
- 經典漢堡排與烤根芹菜，259 大卡（頁 182），淋醬沙拉（頁 241）
  共 670 大卡

第 14 天
- 培根蘑菇炒蔬菜，144 大卡（頁 45）
- 即食湯麵，210 大卡（頁 62）
- 薄荷豌豆費達乳酪沙拉與羊排，542 大卡（頁 172）
  共 896 大卡

每日三餐無肉餐點規劃

第一週

第 1 天
- 蘑菇菠菜水波蛋，241 大卡（頁 34）
- 青醬豆沙拉捲，308 大卡（頁 91）
- 鷹嘴豆餅與香辣烤蔬菜，358 大卡（頁 206）
  共 907 大卡

第 2 天
- 香蕉堅果果昔，214 大卡（頁 51）
- 即食披薩，221 大卡（頁 189）
- 香料辣味燉豆，346 大卡（頁 192）
  共 781 大卡

第 3 天
- 水煮蛋與長梗青花菜，216 大卡（頁 38）
- 蘆筍豌豆薄荷義式蛋瑪芬，154 大卡（頁 99）
- 香辣豆製漢堡排，411 大卡（頁 204），搭配烤根芹菜條，64 大卡（頁 182）
  共 845 大卡

第 4 天
- 隔夜燕麥片，351 大卡（頁 22）
- 山羊乳酪義式烘蛋，294 大卡（頁 100）
- 阿丹蔬菜波隆那素肉番茄醬，207 大卡（頁 194）
  共 852 大卡

第 5 天
- 水煮蛋與長梗青花菜，216 大卡（頁 38）
- 山羊乳酪韭蔥大麥燉飯，306 大卡（頁 216）
- 栗子燉蘑菇，212 大卡（頁 199），每份撒 25 克烤堅果，150 大卡
  共 884 大卡

第 6 天
- 糖煮莓果佐優格，190 大卡（頁 26），每份撒 20 克烤杏仁片，126 大卡
- 藍紋乳酪青花菜湯，158 大卡（頁 56），攪拌後每份加 50 克冷凍毛豆充分加熱，53 大卡
- 開心果鷹嘴豆鍋，397 大卡（頁 211）
  共 924 大卡

第 7 天
- 水煮蛋與長梗青花菜，216 大卡（頁 38）
- 鷹嘴豆餅與香辣烤蔬菜，358 大卡（頁 206），淋醬沙拉（頁 241）
- 香料辣味燉豆，346 大卡（頁 192）
  共 920 大卡

第二週

第 8 天
- 酪梨醬單面三明治，289 大卡（頁 40），每份搭配 1 顆水波蛋，78 大卡
- 青醬羽衣甘藍豆湯，249 大卡（頁 54）
- 普羅旺斯哈羅米乳酪燉菜，321 大卡（頁 212）
  共 937 大卡

第 9 天
- 山胡桃香蕉瑪芬，322 大卡（頁 29）
- 山羊乳酪義式烘蛋，294 大卡（頁 100）
- 栗子燉蘑菇，212 大卡（頁 199），每份撒 25 克烤堅果，150 大卡
  共 978 大卡

第 10 天
- 蘑菇菠菜水波蛋，241 大卡（頁 34）
- 藜麥青花菜蘆筍沙拉，362 大卡（頁 71）
- 阿丹蔬菜波隆那素肉番茄醬，207 大卡（頁 194）
  共 810 大卡

第 11 天
- 草莓香草優格，123 大卡（頁 234）
- 有益腸道的藍紋乳酪核桃菊蒿沙拉，335 大卡（頁 74），每份加 1 顆水煮蛋切片，78 大卡
- 開心果鷹嘴豆鍋，397 大卡（頁 211）
  共 933 大卡

第 12 天
- 巧克力草莓果昔，195 大卡（頁 51）
- 蒜味香草乳酪鑲蘑菇，232 大卡（頁 200），每份搭配 80 克煮熟毛豆，85 大卡
- 香辣豆製漢堡排，411 大卡（頁 204）
  共 923 大卡

第 13 天
- 蘑菇菠菜水波蛋，241 大卡（頁 34）
- 香料豆類菠菜湯，200 大卡（頁 59）
- 山羊乳酪韭蔥大麥燉飯，306 大卡（頁 216）
  共 747 大卡

第 14 天
- 草莓香草優格，123 大卡（頁 234）
- 鷹嘴豆泥紅蘿蔔菠菜蛋捲（頁 95），份量加倍（2 份或 1 大份），468 大卡
- 烤蔬菜莫札瑞拉乳酪筆管麵，（頁 208），每份莫札瑞拉乳酪減至 75 克（熱量減少 64 大卡），396 大卡
  共 987 大卡

食譜索引（依熱量別）

800 大卡斷食食品儲藏櫃

　　這份清單目的是協助指引讀者，我們將食譜中經常出現的食材以粗體標示 —— 在一定規模的超市應該都能輕易買到。然而，請不要覺得列出的每一項都得買，可依個人需求添購食材和隨意替換近似品項。

油品與醋
橄欖油
椰子油
菜籽油
天然蘋果醋
巴薩米克醋

香草與香料
乾燥奧勒岡
乾燥綜合香草
海鹽片，如馬爾頓（**Maldon**）
孜然粉
香菜粉
薑黃粉
煙燻紅椒粉
中辣咖哩粉
待磨黑胡椒粒
乾辣椒片

堅果與種籽
綜合堅果（如杏仁、山胡桃、榛果、巴西豆、核桃）
杏仁粉
杏仁片
腰果
核桃
山胡桃
綜合種籽（如葵花籽、南瓜籽、芝麻、亞麻籽）

乾貨
燕麥片／大燕麥片
罐頭番茄塊
藜麥
高湯塊
全穀麵粉
泡打粉
糙米
全穀印度香米
野米
全穀義大利麵和麵條
紅扁豆

瓶裝與罐頭裝
鷹嘴豆
各式豆類：白腰豆、紅點豆（borlotti）、皇帝豆、**四季豆**、紅腰豆
罐頭鮪魚
鯷魚
椰奶

調味料、醬汁與醬料
哈里薩辣椒醬
泰式紅／綠咖哩糊
中辣咖哩糊
黑醬油
番茄糊

冷藏
蛋
全脂天然希臘優格
乳酪 —— 熟成切達、山羊乳酪、帕瑪森、費達乳酪
綠葉蔬菜和沙拉
檸檬
萊姆
大蒜
薑
新鮮香芹
新鮮香菜
鷹嘴豆泥
煙燻鯖魚
雞胸肉
煮熟雞肉
西班牙香腸
培根

冷凍
毛豆／黃豆
豌豆
菠菜
冷凍綜合蔬菜
明蝦
冷凍莓果

甜食
去核軟棗
楓糖漿
蜂蜜
香草精
85% 純巧克力

索引

索引 **255**

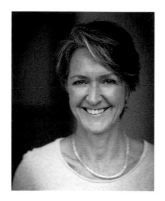

克萊爾・貝利 醫師，麥克・莫斯里之妻，於白金漢郡執業。身為普通科醫師，她幫助了數以百計患者減重、降血糖、緩解糖尿病。著有暢銷書《八週降血糖飲食食譜書（8-Week Blood Sugar Diet Recipe Book）》及《聰明腸道飲食食譜書（Clever Gut-Diet Recipe Book）》。

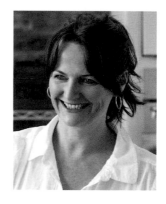

賈斯汀・帕蒂森 是英國一等一的健康飲食食譜作家。出版多本著作，更是電視和廣播節目常客，並為許多頂級雜誌、報紙、網站撰稿。個人網站：www.justinepattison.com